Haug

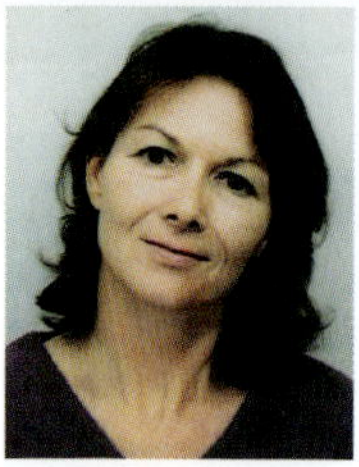

Dr. med. B. Uhl-Pelzer

Fachärztin für Haut- und Geschlechtskrankheiten, Allergologie, Homöopathie, geb. 1957 in Reichelsheim/Hessen. Mutter von 2 Kindern. Studium der Humanmedizin in Gießen und Wellington/Neuseeland. Facharztausbildung in Dermatologie und Venerologie mit Zusatzbezeichnung Allergologie von 1987 – 1991 in Frankfurt/Main und Berlin. Weitere Ausbildungen in Psychotherapie, Akupunktur, ambulantem Operieren, Phlebologie, Proktologie, Kosmetologie, Lasermedizin und Mykologie. 1993 Abschluss der Homöopathie-Ausbildung. 1991 Niederlassung in eigener Praxis in Lich/Hessen, seit 2010 in St. Blasien/Baden-Württemberg. 2004 Abschluss einer Yoga-Lehrer-Ausbildung.

Birgit Uhl-Pelzer

Homöopathie bei Hautkrankheiten

39 Abbildungen

Karl F. Haug · Stuttgart

Bibliografische Information der Deutschen Nationalbibliothek

Die Deutsche Nationalbibliothek verzeichnet diese Publikation in der Deutschen Nationalbibliografie; detaillierte bibliografische Daten sind im Internet über http://dnb.d-nb.de abrufbar.

Anschrift der Autorin:
Dr. med. Birgit Uhl-Pelzer
Hauptstraße 1
79837 St. Blasien

Unsere Homepage: www.haug-verlag.de

Printed in Germany

Umschlaggestaltung: Thieme Verlagsgruppe
Umschlagfoto: imagesource
Satz: Druckhaus Götz GmbH, Ludwigsburg
gesetzt in 3B2, Version 9.1, Unicode
Druck: L.E.G.O. S.p.A., Vicenza/Italien

ISBN 978-3-8304-7591-0 1 2 3 4 5 6

Auch erhältlich als E-Book:
eISBN (PDF) 978-3-8304-7592-7
eISBN (ePub) 978-3-8304-7593-4

Widmen möchte ich dieses Buch meiner lieben Tochter Leonie, die mich bei meiner Arbeit mit bewundernswerter Geduld und Liebe tatkräftig durch die Hindernisse und über die Hürden während der Schreibarbeiten geführt hat.

Danksagung

Einen ganz herzlichen Dank meiner Familie, die mich bei der Erstellung dieses Buches sehr rücksichtsvoll unterstützt hat.

Großer Dank gilt meinen Lehrern der Homöopathie-Ausbildung, die eigentlich nie abgeschlossen sein wird, da wir bei jedem Patienten Neues dazulernen.

Es waren Dr. Robert Römer, Dr. Kurt-Hermann Illing, Dr. Rainer Appell und Gerhard Bleul, die die Begeisterung für die Homöopathie bei mir entfachten und am Lodern hielten.

Vorwort

Hautkrankheiten sind häufige Erkrankungen, die auch außerhalb der Dermatologenpraxis im Bereich anderer Fachrichtungen täglich gesehen werden. Gängige Therapien, wie z. B. Kortisonanwendungen, führen oft nicht nur nicht zur Heilung, sondern zur Verschlechterung der Beschwerden im Sinne eines Reboundeffekts. Die Homöopathie kann hier erstaunliche Heilwirkungen erzielen, indem sie sich bemüht, den gesamten Menschen ursächlich zu therapieren.

Ziel dieses Buches soll es sein, Behandlungsstrategien homöopathischer Therapie vorzustellen, die sich während 20 Jahren in einer hautärztlichen Praxis bewährt haben.

Es werden bei der Repertorisation nicht die hochwertigsten Mittel genannt, sondern die, die innerhalb der repertorisierten Rubriken die häufigsten und heilsamsten Mittel in der Praxis waren. Das Buch richtet sich an Dermatologen, Allgemeinmediziner und Heilpraktiker, die homöopathisch arbeiten möchten und bereits Grundkenntnisse der Homöopathie besitzen. Zur Repertorisation wurde einheitlich das Kent-Repertorium benutzt.

St. Blasien, im Mai 2012
Birgit Uhl-Pelzer

Inhaltsverzeichnis

1 Dermatologische Diagnostik

1.1 Anamnese

Bildet der sichtbare Hautbefund die wichtigste Quelle für die Diagnostik, so darf doch die Anamnese nicht vernachlässigt werden. Vielfach ist eine exakte Differenzialdiagnose erst mittels einer genaueren Befragung des Patienten möglich. Die wichtigsten Fragen ähneln den Fragen der homöopathischen Anamnese.

Es interessieren der Beginn der Erkrankung, die Dauer und der Verlauf. Weiterhin wird gefragt nach der Ausbreitung der Hauterscheinungen, den Auslösefaktoren oder den verändernden Faktoren (Modalitäten), den subjektiven Beschwerden, wie z. B. Schmerz oder Pruritus, den psychischen Auffälligkeiten, den bisherigen Behandlungen, der Medikamentenanamnese, der Familienanamnese, sonstigen Erkrankungen und Beschwerden und der Krankengeschichte. Schließlich folgen eventuell Fragen nach einem Kontakt mit Tieren, nach Auslandsreisen usw.

1.2 Körperliche Untersuchung

Die körperliche Untersuchung besteht in erster Linie aus der visuellen Betrachtung der Haut und ihrer Veränderungen. Unterstützend kommen vor allem das Hautmikroskop (Dermatoskop) zur Diagnostik von Hautveränderungen und der Glasspatel zur Begutachtung der anämisierten Haut zum Einsatz. Weiterhin kann mithilfe des Wood-Lichts über UV-Licht-Fluoreszenz z. B. ein Befall der Haut mit Dermatophyten erkannt werden.

Palpation und einfache Tests. Die Haut kann mittels Palpation und weiterer einfacher Tests näher untersucht werden. Hierzu gehören

- die Gewinnung von Schuppen,
- das Ausziehen von Haaren,

- die Gewinnung von Sekreten,
- das Abstreifen von Belägen und
- die Provokation von Hautreaktionen.

Hierdurch lassen sich die ersten Verdachtsdiagnosen häufig schon in eine gesicherte Diagnose überführen.

Histologie. In schwierigeren Fällen ist die exakte Diagnose nur über die histologische Begutachtung einer Hautveränderung zu gewinnen. Die Histologie ist ein eigenes, sehr differenziertes Gebiet. Sie wird in diesem Rahmen nicht weiter betrachtet.

2 Hautveränderungen und deren Übersetzung in die Repertoriumssprache

2.1 Lokalisation

Der erste Zugriff aufs Repertorium erfolgt über die Lokalisation. Erst in einem zweiten Schritt wird die Effloreszenz zum Finden des Mittels hinzugezogen. Leider werden nicht immer alle Erkrankungen entsprechend ihrer Lokalisation gefunden.

Der erfahrene Homöopath weiß aufgrund seiner Praxiserfahrung, wie er die Erkrankungsmerkmale in den einzelnen Kapiteln findet.

2.2 Effloreszenzenlehre

Effloreszenzen nennt man die sichtbaren Hautveränderungen. Die zuerst sichtbaren Erscheinungen werden als Primäreffloreszenzen (▶ **Tab. 2.1**) bezeichnet. Aus ihnen können sich im Folgenden Sekundäreffloreszenzen (▶ **Tab. 2.2**) entwickeln (▶ **Abb. 2.1**).

Die Effloreszenzen werden weiter differenziert. Die entsprechenden Kriterien sind in ▶ **Tab. 2.3** aufgeführt.

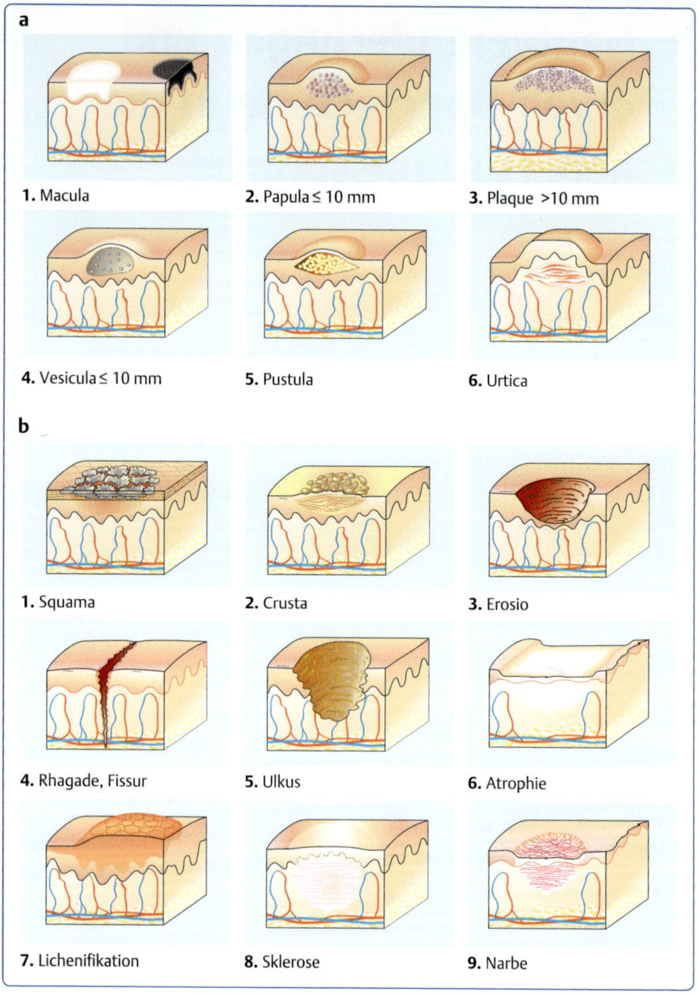

▸ **Abb. 2.1 a, b** Effloreszenzen (Röcken et al. 2010).

a Primäreffloreszenzen.

b Sekundäreffloreszenzen.

▶ **Tab. 2.1** Primäreffloreszenzen.

Bezeichnung	Beschreibung	Rubrik im Repertorium
Macula (Fleck)	Farbveränderung der Haut, nicht erhaben	Körperregion → Farbe → Flecken Körperregion → Hautausschläge → Farbe Körperregion → Hautausschläge → Fleck
Papel (Knötchen)	erhabene Veränderung, < 5 mm Durchmesser	Körperregion → Knoten, Knötchen
Nodus (Knoten)	erhabene Veränderung, > 5 mm Durchmesser	Körperregion → Knoten Körperregion → Hautausschläge → Knoten
Plaque	flächig erhabene Hautveränderung	Körperregion → Hautausschläge → erhöht
Vesikel (Bläschen)	Bläschen (< 5 mm), mit seröser Flüssigkeit gefüllt	Körperregion → Hautausschläge → Bläschen
Bulla (Blase)	Blase (> 5 mm), mit seröser Flüssigkeit gefüllt	Körperregion → Hautausschläge → Blase
Pustel	mit eitriger Flüssigkeit gefüllt	Körperregion → Hautausschläge → Pustel
Urtica (Quaddel)	ödematöse Veränderung, die zu Papeln oder Plaques führt	Körperregion → Hautausschläge → Urtikaria

► **Tab. 2.2** Sekundäreffloreszenzen.

Bezeichnung	Beschreibung	Rubrik im Repertorium
Pustel	die Pustel kann durch Impetiginisierung aus einer Vesikel hervorgehen	Körperregion → Hautausschläge → Pustel
Squama (Schuppe)	größere Ansammlung von Hornzellen, die mit bloßem Auge sichtbar werden es werden fein-, mittel-, und groblamelläre Schuppen unterschieden	Körperregion → Hautausschläge → Schuppen
Crusta (Kruste)	eingetrocknetes Serum oder Exsudat	Körperregion → Hautausschläge → Krusten Körperregion → Hautausschläge → Schorfe
Erosion	Defekt der Epithelschicht	Körperregion → Haut → Wundheit
Exkoriation	Defekt innerhalb des Epithels	Geist, Gemüt → kratzt mit den Händen
Ulkus (Geschwür)	chronischer bis mindestens in das Corium reichender, durch Nekrose entstandener Defekt mit schlechter Heilungstendenz	Körperregion → Haut → Geschwür
Cicatrix (Narbe)	Narbe	Haut → Narben → weitere Unterrubriken
Zyste	Hohlraum, der meist mit Produkten epidermaler Zellen wie Talg oder Hornmaterial ausgefüllt ist	Körperregion → Tumoren → zystische
Nekrose	abgestorbenes Gewebe, Schorf	Körperregion → Hautausschläge → Schorfe

▶ **Tab. 2.3** Kriterien zur Differenzierung der Effloreszenzen.

Bezeichnung	Beschreibung	Rubrik im Repertorium
Farbe	Farbe und Farbverteilung (homogen, fleckig)	Körperregion → Haut → Farbe
Form	• zirzinär = bogig • anulär oder polyzyklisch = kreisförmig • diskoid oder nummulär = scheiben- oder münzförmig • serpingös = schlangenförmig gewunden • weitere Formen: ovalär, fingerförmig, blütenblattartig, wirbelartig, sternförmig • kokarden- bzw. irisförmig	Körperregion → Hautausschläge → Flecken → evtl. weitere Unterrubriken
Begrenzung	scharfe oder unscharfe Begrenzung zur gesunden Haut	Körperregion → Hautausschläge → Flecken → evtl. weitere Unterrubriken
Oberfläche	die Oberfläche kann glatt, rau, warzig, vegetierend, glänzend oder matt sein	z. B. Körperregion → Haut → Warzen
Konsistenz, Struktur und Mobilität	die Konsistenz kann weich, hart, teigig, derb oder fluktuierend sein, gelappt, knotig, verschieblich oder nicht, verbacken mit anderen Strukturen	z. B. Körperregion → Hautausschläge → Knoten

3 Akne

Einleitung

Synonym: Acne vulgaris.

Akne ist eine vor allem bei Jugendlichen und jungen Erwachsenen bis zur 3. Lebensdekade vorkommende Verhornungsstörung im Bereich des Haarfollikels, bei der der Inhalt des Follikels nicht entleert werden kann, sodass die typischen Komedonen (= Mitesser) entstehen und es sekundär zu entzündlichen Veränderungen (entzündliche Knoten, Pusteln) kommt (▶ **Abb. 3.1**). Man kennt jedoch auch Sonderformen der Akne, die vor der Pubertät oder auch nach dem 3. Lebensjahrzehnt auftreten.

Ätiologie

Ursachen für die Akne sind im Besonderen hormonelle Faktoren, vor allem während der Umstellung in der Pubertätsphase. Durch erhöhte Androgenspiegel kommt es zu einer vermehrten Talgproduktion. Bakterielle Besiedelungen mit Propionibakterien und Immunreaktionen führen zu Entzündungsreaktionen. Die Vererbung spielt eine gesicherte Rolle. Äußere Faktoren können ebenfalls als Auslöser fungieren.

Medizinische Diagnostik

Die Diagnose wird als Blickdiagnose gestellt. Dabei werden verschiedene Formen unterschieden.

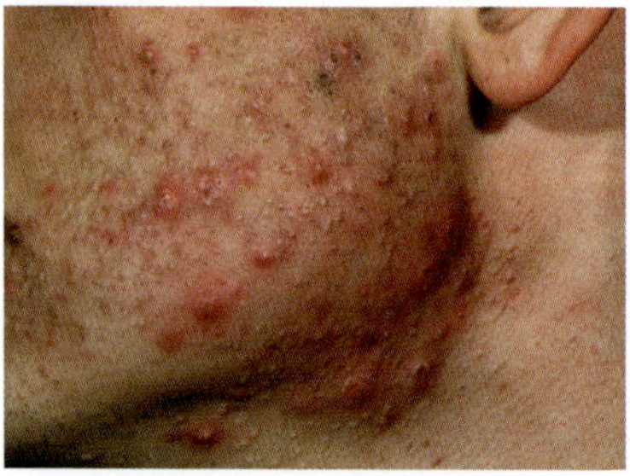

▶ **Abb. 3.1** Acne papulopustulosa seit 5 Jahren bei 20-jährigem Patienten. Gerötete Papeln und Eiterpusteln beherrschen das klinische Bild (Moll 2010).

Acne vulgaris

Zur Acne vulgaris werden die Acne comedonica und die Acne papulopustulosa gezählt.

Acne comedonica. Hierbei kommt es im Bereich der Talgdrüsenfollikel zu Retentionen, den Komedonen (= Mitesser). Bei offenen Komedonen sind diese durch Oxidation des Talges an der Luft schwärzlich, bei geschlossenen weißlich. Besonders häufig kommen diese Komedonen im Bereich der Stirn, der Nasolabialfalte und der Nase sowie um den Mund herum vor.

Acne papulopustulosa. Im Bereich der Follikel bilden sich entzündliche Papeln oder Pusteln.

Stark entzündliche Formen der Akne

Acne conglobata. Die Acne conglobata ist geprägt durch die entzündlichen Akneknoten, die zu Beginn bis zu ca. 1 – 2 cm groß sind, schließlich einschmelzen und sich zu Pseudozysten umwandeln. Betroffen sind vor allem das Gesicht, die Brust und der Rücken. Junge Männer erkranken bevorzugt an Acne conglobata.

Acne inversa. Bei der Acne inversa sind vor allem die Beugefalten im Bereich der Achseln, der Leisten und der Genitalregion sowie bei Frauen die Falten unter den Brüsten betroffen.

SAPHO-Syndrom. Das SAPHO-Syndrom ist gekennzeichnet durch Synovitis, Acne conglobata, Pustulosis palmoplantaris, Hyperostosis und Osteitis.

Acne fulminans. Die Acne fulminans ähnelt der Acne conglobata. Die Knoten zeigen eine nekrotisierende Einschmelzung. Hinzu kommen Gelenkbeschwerden, hohes Fieber, Leukozytose und eine Verschiebung von Akutphaseproteinen, eventuell ein Erythema nodosum. Eine Perikarditis kann zur gefährlichen Komplikation werden. Die Knoten zeigen sich besonders im Bereich des Gesichts, der Brust und des Rückens.

Konventionelle Therapie

Die konventionelle Behandlung der Akne besteht in leichteren Fällen aus einer topischen Lokaltherapie mit Retinoiden, Benzoylperoxid, Azelainsäure oder Antibiotika. In schweren Fällen werden ergänzend orale Antibiotika, Isotretinoin oder Antiandrogene gegeben.

Medikamente, die die Akne provozieren, wie z. B. Steroide, bestimmte Psychopharmaka, Antibiotika (Tetrazykline, Streptomycin) oder B-Vitamine sollten möglichst vermieden werden. Über eine sog. Aknetoilette, z. B. mit Abrasiva und Peelings, kann das Hautbild positiv beeinflusst werden. Aknenarben werden mit Dermabrasion, Peeling, Lasertherapie oder Kryotherapie behandelt.

Möglichkeiten der homöopathischen Therapie

Eine Vielzahl von Patienten ist mit den Nebenwirkungen von oralen Antibiotika, Retinoiden oder Antiandrogenen nicht dauerhaft einverstanden. Dies umso mehr, als der Erfolg der symptombezogenen Behandlung oftmals nur kurzfristiger Natur ist. Eine auf die Ursachen der Akne bezogene homöopathische Therapie wird daher dankbar angenommen und zeigt auch ansprechende Resultate.

Bei schweren Verläufen der Akne (z. B. der Acne conglobata) sollte sehr sorgfältig abgewogen werden, ob das Risiko von dauerhaften Aknenarben besteht. Gegebenenfalls sollte eine zusätzliche konventionelle Therapie erwogen werden, um eine akute Phase zu überbrücken.

Die Akne erweist sich bei der homöopathischen Therapie als ein recht komplexes Thema, das in der Praxis nur wenig Spielraum für den Einsatz von Mitteln der „bewährten Indikation“ bietet. Gelingt es aber, die „Essenz“ der Symptomatik aufzuspüren, so kann eine vollständige Heilung der Akne (abgesehen von den Narben) zu beobachten sein.

Bei Akne sollte die homöopathische Behandlung als gleichberechtigt neben der konventionellen Therapie betrachtet werden. Sie ist im Bereich der Nebenwirkungen jener eindeutig überlegen.

Homöopathische Behandlung

Zusammen mit der Anamnese spielt der Hautbefund die zentrale Rolle. Neben der Lokalisation (z. B. Nase, Kinn, Rücken, Brust) sind die Empfindungen (z. B. brennend) oder Erscheinungen (wie eiternd) zu berücksichtigen. Unterschieden werden müssen z. B. Akne von Acne rosacea sowie Pickel von Furunkeln.

Die Akne lässt sich je nach Stadium und Lokalisation sehr unterschiedlich repertorisieren:

- Akne des Gesichts: Gesicht – Hautausschläge – Akne (41 Mittel)
- Akne des Kinns: Gesicht – Hautausschläge – Akne – Kinn (3 Mittel)
- Akne der Nase: Gesicht – Hautausschläge – Nase (7 Mittel)
- Gesicht – Hautausschläge – Furunkel (32 Mittel)
- Gesicht – Hautausschläge – Furunkel – Kinn (6 Mittel)
- Rücken – Hautausschläge – Pickel (48 Mittel)
- Rücken – Hautausschläge – Furunkel (16 Mittel)
- Brust – Hautausschläge – Pickel (42 Mittel)
- Brust – Hautausschläge – Achselhöhle -Furunkel (12 Mittel)
- Extremitäten – Hautausschläge – Schulter – Pickel (18 Mittel)
- Extremitäten – Hautausschläge – Schulter – Pusteln (4 Mittel)
- Extremitäten – Hautausschläge – Oberarm – Furunkel (10 Mittel)
- Extremitäten – Hautausschläge – Gesäß – Furunkel (26 Mittel)

Bewertung

Aus der Rubrik „Gesicht – Hautausschläge – Akne“ bewährten sich folgende Mittel: Ars., Aur., Bell., Calc-sil., Carbo-an., Crot-h., Hep-sulf., Kal-br., Med., Nux-v., Psor., Puls., Sanic., Sep., Sil., Sulf., Thuj.

Als sehr zuverlässig zeigten sich weiterhin die Unterrubriken „Kinn“ und „Nase“.

Finden sich Furunkel verteilt im **Gesicht**, sollte man zunächst die Wahl zwischen Hepar sulfuris und Sulfur treffen. Konzentrieren sich die Furunkel auf das Kinn, kann man die Mittel aus der entsprechenden Rubrik „Gesicht – Hautausschläge – Furunkel – Kinn“ mit in die Auswahl nehmen.

Am **Rücken** half die Rubrik „Rücken – Hautausschläge – Akne“ nicht weiter. Hier ist die Rubrik „Rücken – Hautausschläge – Pickel“ heranzuziehen. Die Unterrubriken haben sich nicht bewährt. Finden sich

Furunkel, sollte man auch auf diese Rubrik zurückgreifen: „Rücken-Hautausschläge – Furunkel“.

Im Bereich der **Brust** zeigt sich unter der Rubrik „Brust – Hautausschläge – Pickel“ meist das Simile. Die weiteren Unterscheidungen dieser Rubrik führten uns nicht weiter. Bei Furunkeln kann man sich auf die Rubrik „Brust – Hautausschläge – Achselhöhle – Furunkel“ verlassen, sofern diese Lokalisation gegeben ist. Insbesondere hat sich Thuja bei Furunkeln der rechten Achselhöhle bewährt.

An den **Schultern** sollte man zunächst einen Versuch mit Sulfur bei papulöser Akne unternehmen („Extremitäten – Hautausschläge – Schulter – Pickel“). Bei eitrigen Pusteln wähle man zuerst Rhododendron chrysantum („Extremitäten – Hautausschläge – Schulter – Pusteln“).

Finden sich an den **Oberarmen** Furunkel („Extremitäten – Hautausschläge – Oberarme – Furunkel“), so haben sich nur Crotalus horridus, Silicea terra und Zincum metallicum bewährt. Bei Pusteln der Oberarme: Tilia europaea.

Treten am **Gesäß** Furunkel auf („Extremitäten – Hautausschläge – Gesäß – Furunkel“) kann man sich auf Hepar sulfuris und Lycopodium sehr gut verlassen.

Hinweise zur Mittelgabe. Die Behandlung stützt sich grundsätzlich auf Einzelgaben in der Potenz C 200, jeweils 2 Globuli. Nach etwa 4 – 6 Wochen findet ein Kontrolltermin statt, bei Furunkeln natürlich innerhalb von 3 Tagen. Danach ist zu entscheiden, ob die Behandlung unter Beachtung der Gesamtsymptomatik mit einer weiteren Gabe des gleichen Mittels fortgeführt werden soll (eventuell erneut die C 200, 2 Globuli, einmalig) oder ob das homöopathische Mittel gewechselt wird.

> Die schulmedizinische Behandlung sollte sofort unterbrochen werden, sofern nicht eine besonders heftige Akne (z. B. Acne conglobata) vorliegt.

Nachbehandlung. Nach der Behandlung mit konventionellen Mitteln (wie z. B. Antibiotika oder Retinoiden) sollte zunächst mit Sulfur ausgeleitet werden. Hierzu werden ebenfalls 2 Globuli der C 200 gegeben, die man zunächst eine Woche lang wirken lässt. Bei Kortisongaben ist auch Cortisonum in der C200 als Ausleitungsmittel zu empfehlen, wenn sich eine (häufig zu erwartende) Verschlechterung des Befunds zeigt. Nach 1 Woche schließt sich dann die eigentliche homöopathische Therapie an.

Homöopathisches Messer. Falls das selbstständige Eröffnen und die Entleerung eines Abszesses oder Furunkels erwünscht sind, hat sich das sog. „homöopathische Messer“ Myristica sebifera bestens bewährt und vielen Patienten die chirurgische Eröfnung erspart.

Häufige homöopathische Arzneimittel

Calcium silicicum. Bei brennenden Sensationen, etwas bläulichem Ton der Haut, Stippen, schwarzen Mitessern, Epidermoid (Grützbeutel).

Nux vomica. Hitzegefühle des Körpers, besonders des Gesichts, der Patient kann sich jedoch nicht aufdecken oder bewegen, ohne sich kalt zu fühlen. Häufig begleitende Magenstörungen. Bei Akne ist die Haut rot und fleckig.

Psorinum. Eventuell schmutzig-bräunliches Aussehen, Juckreiz mit Besserung bei Bettwärme, vergrößerte Drüsen, Talgdrüsen sondern sehr stark ab, ölige Haut, borkige Ausschläge, Pusteln bei den Fingernägeln.

Sepia succus. Grindartige Hautveränderungen im Frühling, eventuell zusätzlich Ichthyosis mit übel riechender Haut.

Sulfur. Schuppige Haut, jede kleine Verletzung eitert, „pickeliger“ Ausschlag, Pusteln, Karbunkel, trockene Haut, Drüsenschwellung.

Ergänzende Maßnahmen

Gerade bei der Akne erscheint eine besondere Berücksichtigung des Verdauungstrakts unumgänglich. Eine allgemeine Ernährungsberatung unter Berücksichtigung individueller Unverträglichkeiten sollte mit einer gezielten Symbioselenkung durch geeignete Bakterienpräparate verbunden werden.

Insbesondere bei Akne im Gesichtsbereich gehört eine Herdsuche und ggf. -sanierung im Bereich der **Zähne** zur Basistherapie. Amalgam sollte entfernt werden, insbesondere dann, wenn im Gebiss zusätzlich andere Metalle zum sog. „Batterieeffekt" mit erhöhter Ausschwemmung der toxischen Metalle führen. Eine Ausleitungstherapie gehört dabei zur zwingenden Notwendigkeit.

Auch **Leber und Galle** sollten besonders berücksichtigt werden, um eine optimale Entgiftung des Körpers zu gewährleisten.

Weiterhin muss man generell auf eine **hormonelle Beteiligung** achten und entsprechend bei der homöopathischen Behandlung berücksichtigen.

Der **Psyche** sollte große Aufmerksamkeit gewidmet werden. Eine schwere Akne kann das Gesicht stark entstellen und zu großen Konflikten bei den betroffenen Patienten führen. Häufig ist das zwanghafte „Ausdrücken" der Pusteln ein wichtiger Faktor, der für den Schweregrad der Erscheinungen mit von ausschlaggebender Bedeutung ist. Hieraus wird verständlich, dass bei starker Akne häufig eine psychosomatische Begleitung erforderlich ist.

4 Aktinische Keratose

Einleitung

Synonym: solare Keratose, Keratosis senilis, Keratosis actinica.

Bei der aktinischen Keratose handelt es sich um ein durch Sonnenlicht, insbesondere durch UV-B-Licht, hervorgerufenes intradermales Karzinom (Carcinoma in situ). Es kommt häufiger bei hellhäutigen Menschen vom Typ I im Bereich der sonnenexponierten Hautareale vor (▸ **Abb. 4.1**).

Medizinische Diagnostik

Die aktinische Keratose tritt an besonders lichtexponierten Stellen wie Stirn, Glatze, Nasenrücken, Ohrmuschel, Wangen, Unterlippe und Handrücken auf. Zu Beginn zeigt sich eine 1 – 2 mm große, scharf begrenzte, mit feinen Teleangiektasien durchzogene, entzündlich gerötete Zone. Bei Palpation findet sich bereits eine raue, hornige Oberfläche. Im Lauf der Zeit nimmt die Verhornung weiter zu, sodass sich eine gelbliche, schmutzig braune oder grauschwarze harte Keratose zeigt, die am Rand von einem entzündlichen Saum umgeben ist. Nach Ablösung der Krusten verbleibt ein geröteter Grund.

Vorrangig bei Männern entwickelt sich die Verhornung an den Ohren und an der Stirn zeitweilig so stark, dass sich ein „Hauthorn", ein **Cornu cutaneum**, bildet.

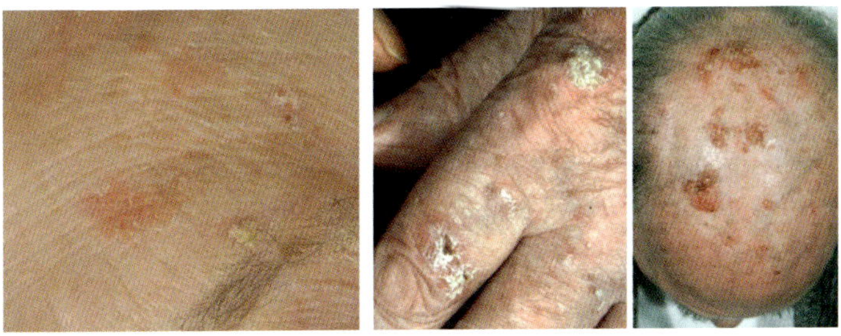

▸ **Abb. 4.1** Aktinische Keratose vom überwiegend keratotischen Typ (Moll 2010).

Lichenoide aktinische Keratose. Als lichenoide aktinische Keratosen bezeichnet man vereinzelt stehende, rötlich entzündete, 1 – 2 cm große, flach erhabene Papeln.

Diagnosestellung

Die Diagnose wird durch Histologie gestellt.

Differenzialdiagnosen

Als Differenzialdiagnosen sind Verrucae seborrhoicae zu beachten. Auch ein Lupus erythematodes chronicus kommt bei vereinzelten aktinischen Keratosen infrage.

Konventionelle Therapie

Die Behandlung der aktinischen Keratose wird auf unterschiedliche Art durchgeführt. Infrage kommen die Exzision, die Kürettage mit Elektrokoagulation, Kryotherapie, die lokale Anwendung von Imiquimod (Aldara), 5-Fluorouracil (Efudix-Salbe) oder die photodynamische Therapie mittels äußerer Anwendung einer photosensibilisierenden Substanz und nachfolgender Bestrahlung.

Möglichkeiten der homöopathische Therapie

Die Behandlung von aktinischen Keratosen hat sich in der Kombination mit schulmedizinischer externer Therapie bewährt. Die Kombination bietet sich auch deshalb an, weil jeder Therapeut bei sog. Präkanzerosen unter einem gewissen Zeitdruck steht, denn die Hautveränderungen könnten bei Fortschreiten in Spinaliome übergehen.

> Ein Nichtabheilen der aktinischen Keratosen unter einer derartigen Kombinationstherapie ist bei korrektem Arbeiten auszuschließen.

Homöopathische Behandlung

Die Repertorisation erfolgt anhand der befallenen Hautstellen. Im Kent-Repertorium finden wir für aktinische Keratosen die im Folgenden genannten Rubriken:

- Stirn: Gesicht – Hautausschläge – Krusten, Borken, mit – Stirn (4 Mittel)

- Glatze: Kopf – Hautausschlag – Krusten und Schorfe (69 Mittel)
- Nasenrücken: Gesicht – Hautausschläge – Krusten, Borken, mit – Nase (32 Mittel)
- Ohrmuschel: Ohren – Hautausschläge – krustig (16 Mittel)
- Wangen: Gesicht – Hautausschläge – Krusten, Borken, mit – Wangen (2 Mittel)
- Unterlippe: Gesicht – Hautausschläge – Krusten, Borken, mit – Lippen (18 Mittel)
- Handrücken: Extremitäten – Hautausschläge – Hand – Handrücken – Krusten, Schorfe (5 Mittel)

Bewertung

Hierbei ist erwähnenswert, dass bei aktinischen Keratosen der **Stirn** zuverlässig Calcium carbonicum und Muriaticum acidum, die beide 2-wertig angegeben sind, verwendet werden können.

Am **unbehaarten Oberkopf** haben sich Dulcamara und Sulfur, beide 3-wertig, bewährt.

An der **Nase** ist Mercurius solubilis, 3-wertig, das empfohlene Mittel. Fluoricum acidum, das unter der Rubrik: „Gesicht – Hautausschläge – Nase – Nasenrücken, auf dem N. mit entzündeter Basis", gefunden wird, zeigte sich nicht als wichtiges Mittel.

Im Bereich der **Ohren** ist Sarsaparilla, 3-wertig, das Mittel der Wahl.

Für aktinische Keratosen der **Wangen** findet sich Lycopodium, 2-wertig, als bestes Mittel.

Zur Behandlung der **Lippen** empfiehlt sich Valeriana officinalis, 1-wertig.

An den **Handrücken** ist Sepia, 2-wertig, das bevorzugte Mittel.

Häufige homöopathische Arzneimittel

Calcium carbonicum. Verlangsamung der Nutrition mit vermehrten Schweißen, das Kissen feucht machend. Rezidive von Erkrankungen. Fett, kalt, feucht und sauer. Jucken der Kopfhaut, kratzt den Kopf beim Erwachen. Die Haut ist ungesund, leicht ulzerierend und schlaff. Schlecht heilende Wunden. Drüsen geschwollen. Furunkel.

Lycopodium clavatum. Verdauungsbeschwerden. Leberschwäche. Gelbe und braune Hautflecken, graugelbe Gesichtshaut. Rechte Körperseite. Abmagerung. Präsenilität. Dünn, faltig, voll Gas und trocken. Jucken. Ulzeration. Risse. Die Haut ist dick und verhärtet.

Mercurius solubilis. Entzündet und nekrotisch. Pusteln und Bläschen. Feuchte Haut. Reichlicher stinkender und klebriger Schweiß ohne Erleichterung. Unregelmäßig begrenzte Geschwüre mit Stippen der Umgebung. Jucken. Gelbbraune Krusten. Eiterung.

Muriaticum acidum. Verschlechterung wie bei Sepsis. Starke körperliche Schwäche. Blutungen. Papeln und Bläschen, stark juckend. Die Übergänge von der Haut zur Schleimhaut an den Körperöffnungen sind vorrangig befallen. Ekzeme der Handrücken.

Sarsaparilla officinalis. Furunkel und Ekzeme. Abgemagert, faltig, trocken, schlaff, schuppig. Verschlechterung nach heißem Wetter, im Frühling und nach Impfung. Ulzera. Krusten. Frische Luft macht Gesichtsröte. Jucken. Schrunden und Verhärtung der Haut.

Valeriana officinalis. Reizbar, hysterisch, überempfindlich. Rheumatische Schmerzen der Glieder. Zucken. Nächtlicher Juckreiz, Verschlechterung beim Aufwachen. Lang anhaltende Hitze mit Gesichtsschweiß.

Ergänzende Maßnahmen

Starke Sonne sollte gemieden werden und es sollten täglich duftstofffreie Lichtschutzexterna mit Faktor 50 aufgetragen werden. Weitere Maßnahmen sind auf ▶ **S. 16** unter „Konventionelle Therapie“ erwähnt.

5 Alopecia areata

Einleitung

Synonym: Pelade, kreisrunder Haarausfall.

Alopecia areata ist ein umschriebener Haarausfall ohne ausgeprägte Entzündungszeichen und Vernarbung (▸ **Abb. 5.1**). Die Erkrankung verläuft schubweise und kann mit diffusem Haarausfall und Nagelveränderungen verbunden sein. Als Ursache wird eine Autoimmunerkrankung angenommen. Der Haarausfall ist grundsätzlich als reversibel anzusehen, jedoch ist der Verlauf im Einzelfall sehr unterschiedlich.

Betroffen sind vor allem Kinder und junge Menschen.

Als begleitende Faktoren wurden Trisomie 21, Schilddrüsenerkrankungen und Atopie sowie psychischer Stress und Zinkmangel angegeben. Auch familiäre Häufungen werden geschildert.

Medizinische Diagnostik

Es werden verschiedene Ausprägungen der Alopecia areata unterschieden.

Alopecia areata circumscripta. Bei der häufigsten Form, der Alopecia areata circumscripta, finden sich einige wenige enthaarte Stellen im Bereich der Kopfhaut und/oder des Bartes.

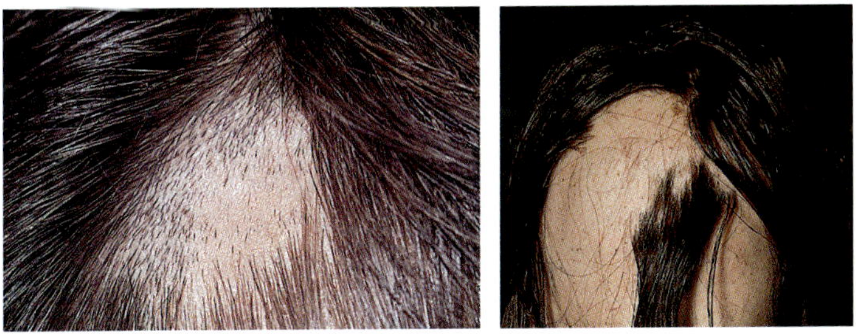

▸ **Abb. 5.1** Frischer Herd einer Alopecia areata: Die typischen Kolbenhaare, angereichert im Randbereich, sprechen für die Progression des Geschehens (Moll 2010).

Alopecia areata totalis/subtotalis. Die Alopecia areata totalis bzw. subtotalis ist verbunden mit nahezu oder völligem Verlust der Kopfhaare, eventuell einschließlich der Wimpern und Augenbrauen.

Alopecia areata universalis. Mit Alopecia areata universalis wird der Verlust der Behaarung im Bereich der gesamten Haut des Körpers bezeichnet. Es finden sich ein oder mehrere scharf umgrenzte Areale mit totalem Haarverlust ohne sichtbare Veränderung an der Haut. Bei weiterer Progredienz der Alopecia areata lassen sich die Haare im Randgebiet der Herde sehr leicht durch Zug epilieren. Ein weiteres Symptom, das auf Progredienz schließen lässt, sind die sog. Pelade- oder Ausrufezeichen-Haare, die nur bis zu 0,7 cm groß werden und degenerativ verändert sind. Findet man Gebiete mit komedoartigen Haarresten in den Follikeln (kadaverisierte Haare), so gilt dies ebenfalls als prognostisch ungünstig.

Diagnosestellung

Mittels Laborparametern wird nach auslösenden Autoimmun- und Schilddrüsenerkrankungen gefahndet. Weiterhin werden Entzündungsparameter und Syphilisserologie entnommen. Mittels einer Histologie kann eine Alopecia areata diffusa ausgeschlossen werden.

Differenzialdiagnosen

Als Differenzialdiagnosen kommen Trichotillomanie, eine vernarbende Alopezie, Alopecia syphilitica oder Tinea capitis infrage.

Die Prognose der Alopecia areata wird anhand einer Reihe von Parametern, wie z. B. Zeitdauer der Alopezie, atopischer oder rheumatischer Eigen- oder Familienanamnese, Progredienz der Alopezie usw. erschlossen.

Konventionelle Therapie

Eine kausale und befriedigende Therapie ist aufgrund der Nebenwirkungen und des begrenzten Erfolgs nur schwer möglich. Eine Behandlung mit topischem oder systemischem Kortison führt zwar zu erneutem Wachstum der Haare, nach Beendigung der Therapie kommt es jedoch häufig zu einem Rezidiv. Bei chronischen oder rezidivierenden Infekten hilft meist eine orale Antibiose. Gewisse Erfolge sollen mit der gezielten Provokation einer Kontaktallergie auf dem Kopf mit Diphenylcyclopropenon (DCP) erzielt worden sein. Allerdings ist diese Therapie nicht durch das Institut für Arzneimittel zugelassen und sollte nur von erfahrenen Anwendern durchgeführt werden. In der Regel wird eine begleitende Zinksubstitution durchgeführt.

Viele unterschiedliche Strategien wie Psoralen plus UV-A (PUVA), Cyclosporin A oder Diaminodiphenylsulfon (DADPS) konnten keine überzeugende Wirkung erzielen.

Möglichkeiten der homöopathischen Therapie

Die Behandlung der Alopecia areata ist eine sehr dankbare Therapie.

Der Erfolg der Behandlung ist abhängig vom Zeitpunkt des Auftretens der Erkrankung. Je länger das Bemerken der Symptome zurückliegt, umso schwieriger wird die Therapie, da nach mehreren Jahren keine Regeneration der Haare mehr möglich ist. In frühen Stadien heilt die Erkrankung durch homöopathische Behandlung, da man ursächlich behandelt, immer ab.

Homöopatische Behandlung

Im Folgenden werden die verschiedenen Orte des Auftretens der Alopecia areata unterschieden:

- Kapillitium: Kopf – Haar fällt aus – fleckweise (9 Mittel)
- Augenbrauen: Augen – Lider und Brauen – Brauen, Ausfallen der (12 Mittel)
- Wimpern: Augen – Lider und Brauen – Wimpern, Ausfallen der (19 Mittel)
- Barthaare:
  - Gesicht – Haare, Ausfallen der Barthaare (15 Mittel)
  - Gesicht – Haare, Ausfallen der Barthaare – Schnurrbart (4 Mittel)
- Genitalien:
  - Genitalien – Männl. Genitalien – Haarausfall (9 Mittel)
  - Genitalien – Weibl. Genitalien – Äußere Genitalien und Vulva – Haarausfall (7 Mittel)

Bewertung

Bei der Alopecia areata des **behaarten Kopfes** hat sich Fluoricum acidum, 3-wertig, bestens bewährt.

Es existiert bei der Repertorisation des fleckweisen Haarausfalls eine Unterrubrik, die heißt „und **wächst weiß nach**", die beachtenswert ist. Vinca minor erscheint hier als einziges Mittel, 1-wertig. Tatsächlich ist es so, dass Vinca minor ein hervorragendes Mittel darstellt, um weiß nachwachsende Haare nach Behandlung der Alopecia areata zu therapieren. Erstaunlicherweise wachsen nach der Anwendung dieses Mittels die Haare in der ursprünglichen Haarfarbe nach.

Zur Therapie des Ausfallens der **Augenbrauen** ist Silicea terra, 1-wertig, das hervorstechende Mittel.

Beim Ausfallen der **Wimpern** zeigt sich Rhus toxicodendron, 3-wertig, als einziges Mittel. Hierbei ist der häufige Zusammenhang mit Verschiebungen der Wirbel als Ursache von Nervenirritationen und nachfolgendem Ausfallen der Wimpern interessant.

Zur Behandlung des Ausfallens der **Barthaare** sind Natrium muriaticum, Phosphoricum acidum und Selenium die häufigsten Mittel. Erwähnenswert ist sicherlich die Genese durch Kummer bei Natrium muriaticum und Phosphoricum acidum sowie durch Schwäche und Erschöpfung bei Selenium. Nach meiner Erfahrung ist Selenium ein häufig gebrauchtes Mittel bei Personen, die viel Bildschirmarbeit leisten. Auch beim Haarausfall im Bereich der männlichen Genitalien ist Selenium, 2-wertig, das bedeutendste Mittel.

Beim Haarausfall im Bereich der **weiblichen Genitalien** zeigt sich Zincum, 2-wertig, als wichtigstes Mittel. Zincum ist ein wichtiges Mittel für Schwächeperioden bei Krankheiten. Alle genannten Mittel lassen sich als Einzelgabe von C 200 (2 Globuli) geben.

Häufige homöopathische Arzneimittel

Fluoricum acidum. Chronische Erkrankungen, teils mit Vorgeschichte von Quecksilberbelastung. Tiefgehende Prozesse, Ulzera. Vorzeitige Alterung. Kropf. Am Kopf trockener Schwund der Haut. Druck auf den Seiten des Kopfes von innen nach außen.

Natrium muriaticum. Abmagerung, besonders deutlich am Hals. Große Schwäche und Müdigkeit. Kälte. Trockene Schleimhäute. Hyperthyreoidismus. Ölig glänzendes Gesicht und fettige Haare. Fahle Gesichtsfarbe. Trockene Ausschläge am Rand der behaarten Kopfhaut. Wirkt auf die Haarfollikel. Jucken nach Anstrengung.

Phosphoricum acidum. Geistige Schwäche zuerst, später körperliche. Zermalmender Kopfschmerz oben auf dem Kopf. Blaue Ringe um die Augen. Stippen, Akne, blutige Furunkel. Ameisenlaufen in verschiedenen Teilen.

Rhus toxicodendron. Schmerzen, als ob etwas auseinandergerissen würde. Steifheit. Gefühl von „Holzbrett über der Stirn". Schwerer Kopf. Feuchter, juckender Ausschlag auf der Kopfhaut. Lichtscheu. Lidödeme. Lider entzündet, verklebt. Augen schmerzhaft beim Drehen und bei Druck. Iritis, Hornhautulzeration. Reichlicher Tränenfluss von heißen Tränen. Geschwollenes Gesicht. Erysipel. Milchschorf. Intensives Jucken der Haut. Neigung zu Schuppenbildung.

Selenium. Große Schwäche. Schmerz über dem linken Auge. Spannungsgefühl der Kopfhaut. Trockener schuppiger Ausschlag der Palmae. Jucken an Knöcheln und Hautfalten, zwischen den Fingern. Seborrhoea oleosa. Akne. Ölige Haut.

Silicea terra. Reichlicher übel riechender Kopfschweiß. Schmerz beginnt am Hinterkopf, breitet sich über den Kopf aus und setzt sich über den Augen fest. Schwellung der Glabella. Haut rissig am Rand der Lippen. Ausschlag am Kinn. Rotes Gesicht. Abszesse, Furunkel. Die Haut ist empfindlich, blass, wachsartig. Nagelbetteiterungen. Jede kleine Verletzung eitert. Verkrüppelte Fingernägel.

Vinca minor. Reißender Schmerz im Scheitel. Feuchtigkeit des Kopfes, die das Haar verfilzt. Fressendes Jucken der Kopfhaut. Unwiderstehliches Verlangen zu kratzen. Weichselzopf.

Ergänzende Maßnahmen

Bei der Alopecia areata handelt es sich um eine Autoimmunerkrankung. Stress, einer der Hauptauslöser, sollte deshalb abgebaut werden. Spazierengehen in der Natur und alle Arten von Entspannungsmaßnahmen sind sinnvoll. Die Gabe von Nahrungsergänzungsmitteln, d. h. Vitaminen, Mineralien und Spurenelementen, hat sich bei schlechter Ernährung bewährt. Speziell die Zufuhr von Zink und Selen nach Serumkontrollen ist häufig indiziert. Suche nach Foci, besonders bakterielle Herde, wie z. B. Zahnfoci, gehören zur Ursachensuche.

6 Atopische Dermatitis

Einleitung

Synonym: endogenes Ekzem, Neurodermitis.

Die atopische Dermatitis ist eine chronische oder chronisch rezidivierende Erkrankung mit Neigung zur Ekzembildung und meist starkem Juckreiz.

Die Ausprägung kann von minimalen Beschwerden bis hin zu ausgedehnten und schweren Erkrankungsformen variieren. Auch wenn die atopische Dermatitis keine mikrobiell verursachte Erkrankung ist, so können Superinfektionen mit Bakterien, Viren oder Pilzen häufig zu Komplikationen führen.

Synonym werden (neben einigen weniger bedeutsamen Begriffen) atopisches Ekzem, endogenes Ekzem und Neurodermitis verwendet. Während beim Begriff endogenes Ekzem die Rolle der Vererbung betont wird, liegt beim Begriff Neurodermitis ursprünglich die Annahme zugrunde, dass eine nervliche Störung die Ursache für den Juckreiz und damit für die Erkrankung insgesamt sei (Braun-Falco et al. 2005).

Ätiologie

Die Ursache für die atopische Dermatitis ist auch heute noch nicht ganz geklärt. Genetische und psychische Faktoren spielen eine große Rolle.

Die atopische Dermatitis gehört zum Formenkreis der atopischen Diathese, auch Atopiesyndrom genannt. Die Neigung zur Atopie ist erblich und verbunden mit einer gegenüber der Norm erhöhten Bildung von humoralen Antikörpern (IgE). Zum Atopiesyndrom gehören allergische Reaktionen vom Soforttyp wie Rhinitis allergica, Conjunctivitis allergica und Asthma allergica. Die Ausbildung der atopischen Dermatitis lässt sich nicht als Soforttypreaktion deuten. Es sind jedoch Spättypreaktionen vom Ekzemtyp (Typ IV nach Coombs und Gell) gefunden worden.

Prävalenz

Das Risiko für ein Kind, eine atopischen Erkrankung auszubilden, wird mit 60 – 80% angegeben, wenn beide Elternteile unter der gleichen atopischen Krankheit leiden. Trotz der erblichen Disposition kann die Erkrankung jedoch auch ausbleiben oder im Verlauf abgeschwächt werden.

Die Prävalenz der atopischen Dermatitis steigt an und liegt im Vorschulalter bei 8 – 16 %. Dabei sind am häufigsten Kinder im Alter bis 2 Jahre betroffen. Es ist unwahrscheinlich, dass die Erkrankung erst nach der Pubertät zum ersten Mal auftritt. In der Gesamtbevölkerung sind in Europa und Nordamerika 2,5 – 5 % betroffen.

Medizinische Diagnostik

Die Diagnose der Erkrankung ergibt sich aus den Hautveränderungen und deren typischem Verteilungsmuster entsprechend dem Lebensalter der Patienten, der Neigung zu Juckreiz sowie Eigen- und Familienanamnese in Bezug auf eine atopische Diathese.

Einige wichtige Symptome, die häufig bei der atopischen Dermatitis vorkommen, sind:

- Beugenekzeme, vor allem in den Bereichen von Hals, Ellbeugen (▸ **Abb. 6.1**), Handgelenken und Kniekehlen,
- Pulpite sèche, Synonym Pulpitis sicca (pergamentartig gerötete Haut mit feiner Schuppung an Fingern und/oder Zehen),

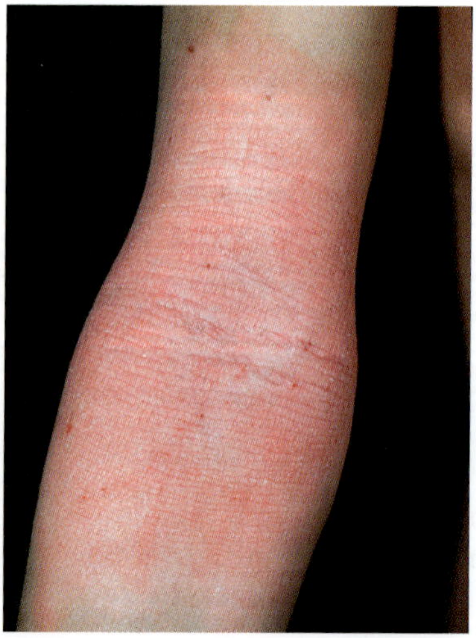

▸ **Abb. 6.1** Atopische Dermatitis: Vergröberung der Hautfalten (Lichenifikation) in der Ellbeuge (Moll 2010).

- Rhagaden mit Rötung und geringer Entzündung an der unteren Ansatzstelle des Ohrläppchens,
- Verschwinden der äußeren Augenbrauen (Hertoghe-Zeichen),
- doppelte untere Lidfalte (Dennie-Morgan-Linie, Atopiefalte),
- vermehrte und vertiefte Hautfurchen im Bereich der Handflächen und Fußsohlen (Synonym Ichthyosishand),
- Hautfunktionsstörungen wie z. B. verminderte Schweißbildung, weißer Dermografismus.

Diagnosestellung

Im Rahmen des Atopiesyndroms sollten Tests auf Allergien (Nahrungsmittel- und Inhalationsallergene) und Pseudoallergien sowie Provokationsfaktoren durchgeführt werden.

Die extrinsische Form (ca. 80% der Patienten) der atopischen Dermatitis ist vergesellschaftet mit IgE-vermittelten allergischen Sensibilisierungen gegen Allergene der Luft und/oder Nahrungsmittel. Bei 20% der Patienten mit intrinsischer Form kann keine gleichzeitige allergische Sensibilisierung nachgewiesen werden.

Differenzialdiagnosen

Als Differenzialdiagnosen sind vor allem das seborrhoische Ekzem, Kontaktekzeme, mikrobielle Ekzeme und Skabies zu beachten.

Konventionelle Therapie

Die Therapie der atopischen Dermatitis besteht aus unterschiedlichen Maßnahmen, je nach Erscheinungsbild, Symptomen und Ursachen.

Provokationsfaktoren wie tierische Wolle oder nachgewiesene Allergene (z. B. Duftstoffe oder Konservierungsstoffe) sollten gemieden werden.

Die Basistherapie besteht aus rückfettenden Wasser-in-Öl- oder Öl-in-Wasser-Emulsionen bei trockener Haut, ggf. mit Harnstoffzusatz. Auch Ölbäder können unterstützend wirken.

Äußerlich werden kortisonhaltige Externa zur Entzündungshemmung eingesetzt.

Neuartige Immunmodulatoren wie Pimecrolimus oder Tacrolimus kommen teilweise zur Anwendung. Bei chronisch juckenden Verläufen werden auch Teersalben angewendet. An Händen und Füßen kommen auch synthetische Gerbstoffe (Tannine) zum Einsatz.

Systemisch können Antihistaminika eingesetzt werden. Bei schweren Fällen kurzfristig Kortison. Nur in sehr schweren Fällen werden Immunsuppressiva wie Cyclosporin oder Azathioprin angewendet.

Zusätzlich werden sowohl in einigen akuten als auch in chronischen Fällen Bestrahlungen mit UV-Licht durchgeführt.

Möglichkeiten der homöopathischen Therapie

Eine homöopathische Behandlung ist bei diesem Erkrankungsbild durchaus sinnvoll und zumeist erfolgreich. Die Mitbeteiligung psychogener Faktoren bedingt die gute Wirkung ausgewählter Mittel.

Stadien. Die atopische Dermatitis wird nach verschiedenen Stadien differenziert. Der Beginn ist zumeist gekennzeichnet durch einen Juckreiz im Bereich der Gelenkbeugen. Es folgen dann Erytheme und/oder Kratzspuren in diesem Bereich. Weitere Stadien sind Ekzeme und die Ausbreitung der Hautveränderungen auf die gesamten Extremitäten, aber auch am Hals, am Halsausschnitt und an der Region um die Augen.

Superinfektionen. Bei der atopischen Dermatitis entstehen sehr häufig Superinfektionen mit Bakterien und Pilzen. In diesen Fällen ist es sinnvoll, gezielt eine antibiotische oder antimykotische Salbe nach Bestimmung der Erreger zusätzlich zur homöopathischen Behandlung einzusetzen. Grundsätzlich ist es aber auch möglich, die Superinfektionen durch einen rein homöopathischen Behandlungsversuch zu therapieren. Das Abwaschen mit jodhaltigen Externa (z. B. Betaisodonalösung) kommt ebenfalls infrage, da sie sowohl gegen Bakterien als auch gegen Pilze wirken. Eine systemische Behandlung mit Antibiotika oder Antimykotika kann dabei nahezu immer vermieden werden.

> Homöopathie kann selbstverständlich als alleinige Therapie der atopischen Dermatitis eingesetzt werden.

Kombination Homöopathie und Schulmedizin. Wenn keine Superinfektion vorliegt und man mit schulmedizinischen Verfahren kombinieren möchte, lassen sich bei stärkeren Hautveränderungen z. B. Protopic oder Elidel einsetzen. Bei leichterer Ausprägung der Neurodermitis kann auf Wunsch des Patienten bei Juckreiz mit gerbstoffhaltigen Externa (z. B. Tannolactcreme) oder Abtupfen/Abwaschen mit grünem Tee gearbeitet werden. Das Auflegen von Kühlpacks hilft hervorragend. Weitere bei Juckreiz mögliche Externa sind Cremes und Lotionen mit Thesit und Harnstoff. Naturheilkundliche Externa wie Cardiospermum oder Mahonia kommen infrage. Bei vorhandener Neigung zur Depression wäre Johanniskraut extern möglich.

Grenzen der homöopathischen Behandlung. Aus rechtlichen Gründen kann die Möglichkeit zur homöopathischen Behandlung dann eingeschränkt sein, wenn eine Impetigo contagiosa im Gefolge einer Superinfektion mit Bakterien aufgetreten ist. Weitere Grenzen homöopathischer Behandlung liegen eventuell vor, wenn der Patient nicht kooperativ wirkt. Wenn er psychisch stark beeinträchtigt oder dekompensiert ist, sollte man eine psychosomatische Behandlung ergänzen und/oder eine stationäre Therapie in einer Hautklinik erwägen.

Vorgehen. Bei mir erfolgt die homöopathische Behandlung bei einer gering oder normal ausgeprägten Neurodermitis mit Beugenekzemen zumeist über bewährte Indikationen, wobei regelmäßig psychische Problemsituationen angesprochen werden und diese bei der Berechnung der Mittel einbezogen werden. Bei schweren psychischen Problemen oder Ursachen, schwieriger Familienkonstellation oder problematischer sozialer Situation ist eine ausführliche Anamnese sinnvoll, um an den Kern des Problems zu gelangen.

Prognose. Die Prognose bei homöopathischer Behandlung ist sehr gut. Dabei ist der Erfolg am besten, wenn die Behandlung früh, d. h. in jungen Jahren, einsetzt.

Bei der konventionellen Behandlung besteht immer das Problem der Nichtbeseitigung der Ursache des Auftretens der atopischen Dermatitis. Daher ist bei konventioneller Behandlung regelmäßig mit chronischen Rezidiven der atopischen Dermatitis zu rechnen. Dagegen ist bei der homöopathischen Behandlung häufig eine endgültige Abheilung möglich.

Homöopathische Behandlung

Bei der Anamnese ist auf den Zeitpunkt des Auftretens erster Hauterscheinungen und der eventuell dazugehörenden sozialen und familiären Situation zu achten. Bei der Krankheitsvorgeschichte sind Infekte oder Allergien, die mit schulmedizinischen Medikamenten (wie z. B. Kortison) behandelt wurden, zu berücksichtigen. Entsprechend sollte beachtet werden, ob das Auftreten der Hauterscheinungen an das Verschwinden z. B. eines Asthma allergica gekoppelt war. Schocksituationen, Kummer und Trennungen sind unbedingt zu berücksichtigen. Ebenfalls wichtig erscheinen Charakterzüge wie Eifersucht, Neid oder Zorn. Auch die Reihenfolge des Auftretens der Hautveränderungen am Körper (Hering'sche Regel) kann eine wichtige Information darstellen.

Von besonderer Bedeutung bei der Repertorisation der atopischen Dermatitis ist die Lokalisation der Hautausschläge. So finden wir im Kent z. B. folgende wichtige Rubriken:

- Extremitäten – Hautausschläge – Ellbeuge – Ekzem (4 Mittel)
- Extremitäten – Hautausschläge – Handgelenk – Ekzem (3 Mittel)
- Extremitäten – Hautausschläge – Handgelenk – juckend (4 Mittel)
- Äußerer Hals – Empfindungen – Jucken (39 Mittel)
- Äußerer Hals – Hautausschläge (17 Mittel)
- Augen – Hautausschläge, um die Augen (26 Mittel)
- Augen – Hautauschläge – Lidern, auf den – Ekzem (19 Mittel)
- Augen – Hautausschläge – Lidern, auf den – juckend (1 Mittel!)

Bewertung

Bei **Ellbeugenekzemen** hat sich Mezereum, 2-wertig, bestens bewährt. Es sollte als C200 (2 Globuli) gegeben werden. Das zweite wichtige Mittel ist Psorinum, 3-wertig, gegeben einmalig als C1000 (2 Globuli). Die Rubrik „Extremitäten – Hautausschläge – Ellbeuge" zeigte sich in der Praxis nicht als nützlich.

Psorinum, 2-wertig, ist zur Behandlung der **Handgelenke** das wichtigste Mittel und sollte in C200 (2 Globuli) gegeben werden.

Zur Therapie des **äußeren Halses** und um die **Augen** eignet sich Thuja occidentalis, 1-wertig, gegeben als C1000 (2 Globuli).

Bei Neurodermitis der **Lider** sind Graphites und Thuja besonders brauchbare Mittel.

Weitere Hinweise. Die Behandlung erfolgt in der Regel mit der Gabe des homöopathischen Mittels in der Potenz C 200 (2 Globuli) als einmalige Gabe.

Wenn eine externe antbiotische Behandlung erfolgt, z. B. bei Impetigo contagiosa, wird parallel homöopathisch behandelt.

Falls Patienten oral Kortison erhielten, was heutzutage zum Glück nur noch sehr selten geschieht, muss das Kortikoid ausgeschlichen werden. Dabei wird das homöopathische Mittel Cortisonum C 200 als Einmalgabe mit 2 Globuli gegeben, um einer Verschlechterung der Symptomatik durch den Kortisonentzug zu begegnen. Im Abstand von einer Woche folgt dann die eigentliche homöopathische Behandlung.

Normalerweise reduziert sich bei der homöopathischen Behandlung zunächst der Juckreiz. Die Hautveränderungen gehen je nach Ausprägung und Stärke langsam zurück. Ein Kontrolltermin erfolgt normalerweise nach 8 Wochen.

Mütter werden darauf hingewiesen, dass die Kinder nicht zusätzlich zu sehr eingefettet werden, da man hiermit vorhandene Erreger regelrecht züchten kann.

Häufige homöopathische Arzneimittel

Arnica montana. Entzündliche Haut mit schlechter Wundheilung. Haut sehr empfindlich gegen Berührung.

Arsenicum album. Juckende und brennende Hautausschläge, verschlechtert durch nächtliches Kratzen. Jucken gebessert durch Wärme. Unruhiges und ängstliches Gemüt, pedantisch (bei Kindern besonders ausgeprägt).

Graphites naturalis. Trockene Ekzeme mit Neigung zur Bildung von Rissen, aber auch nässende Ekzeme, Jucken und Brennen der Haut. Bevorzugte Lokalisationen sind Gelenkbeugen, Augenlider, hinter den Ohren und an den Übergangsstellen von der Haut zu den Schleimhäuten. Jucken durch Wärme verschlechtert.

Kalium sulfuricum. Raue und trockene Haut. Verfärbungen der Haut im Bereich des Halses.

Mercurius corrusivus. Hautausschläge am Hals. Juckreiz verschlechtert durch Schweiß, durch kalte Luft auf der Haut. Brennen nach Berührung, Reiben oder Waschen. Nach chronischer Amalgambelastung. Die Haut hat eine Neigung zur Eiterung.

Mezereum. Ekzeme mit unerträglichem Juckreiz oder Brennen wie Feuer. Der Juckreiz wechselt den Ort beim Kratzen. Juckreiz auch ohne Ausschlag. Die Haut ist an den Stellen kalt, an denen der Juckreiz am größten ist. Leichte Ekzeme der Ellbeuge und der Handgelenke.

Natrium muriaticum. Krustige Ekzeme an den Gelenkbeugen und/oder hinter den Ohren mit heftigem Jucken. Neigung zu Rissen der Haut im Bereich der Nase, des Mundes und am After. Reizbarkeit und depressive Verstimmung. Beschwerden durch Kummer, seelische Traumen, (auch länger zurückliegende) Beleidigungen.

Psorinum. Heftiges Jucken der Haut. Juckende Hautausschläge der Hände mit Bildung kleiner Bläschen. Melancholische Stimmung. Reichlicher, übel riechender Schweiß. Als Nosode bei reaktionsarmen Patienten in die Wahl zu ziehen.

Sarsaparilla officinalis. Heftig juckende Ausschläge auf den Augenlidern.

Sulfur. Raue, trockene Haut, meist trockene Ekzeme. Der Patient erträgt Waschen und Baden nicht. Brennen und Jucken der Haut, verschlechtert durch Bettwärme. Die Haut und der Schweiß sind übel riechend.

Taraxacum officinalis. Juckendes Ekzem, vor allem am Handgelenk. Brennen und Stechen in den Augen. Hautausschlag am Außenwinkel des Auges. Leberbeschwerden.

Thuja occidentalis. Ekzeme am Hals und um die Augen. Jucken, Brennen und Stechen der Haut. Haut empfindlich gegen kalte Luft und Berührung. Neigung zur Warzenbildung. Spröde, rissige Nägel.

Zincum metallicum. Juckende Hautausschläge vorrangig im Bereich der Kniekehle, aber auch am ganzen Körper.

Ergänzende Maßnahmen

Aufgrund der großen Bedeutung der Psyche für die atopische Dermatitis stellt die psychosomatische Begleitung des Patienten in vielen Fällen eine sehr wichtige Hilfe dar. Besonders der Umgang mit den auslösenden Ursachen wie Kummer, seelischer Schock, Kränkungen, Beleidigungen usw. zeigt sich in der Praxis von großer Wichtigkeit. Die Bach-Blüten-Therapie kann dabei eine gute Hilfe sein.

7 Basaliom

Einleitung

Synonym: Basalzellkarzinom, Epithelioma basocellulare.

Basaliome entstehen aus den basalen Zelllagen der Epidermis und der Terminalfollikel. Betroffen ist zumeist die chronisch lichtexponierte Haut. Menschen mit hellem Hauttyp sind gefährdeter. Kanzerogene Substanzen (insbesondere Arsen), Immunsuppression und Strahlentherapie können als Auslösefaktoren eine Rolle spielen. Familiäre Häufungen sind beschrieben worden. Auch chronische Hautschädigungen, wie z. B. das ständige Ausreißen bestimmter Haare, können zu einem Basaliom führen.

Basaliome wachsen örtlich invasiv und destruierend. Allerdings fehlt die Metastasenbildung. Sie werden daher auch als „**semimaligne**" bezeichnet.

> Das Basaliom ist der häufigste Tumor der Haut mit deutlichen jährlichen Steigerungen der Inzidenz.

Zumeist wird das Basaliom bei Patienten im Alter über 60 Jahren gefunden. Männer sind mit einer Inzidenz von 200/100 000 doppelt so häufig betroffen als Frauen.

Medizinische Diagnostik

Das Basaliom kommt in ca. 80% der Fälle im oberen Bereich des Gesichts vor (► **Abb. 7.1**). Auch am Rumpf, im unteren Gesichtsdrittel und am Oberkopf wird es häufiger gefunden. Meistens entstehen Basaliome auf zuvor gesunder Haut. An Schleimhäuten treten sie nicht auf.

Initiales Basaliom. Das initiale Basaliom kann sehr unterschiedlich aussehen. Bei langsamem Wachstum zeigt sich in der Regel zunächst eine etwa linsengroße, grauweiße Verhärtung mit einzelnen Teleangiektasien. Beim Rasieren wird diese häufig verletzt, sodass sich an dieser Stelle eine Blutkruste bildet.

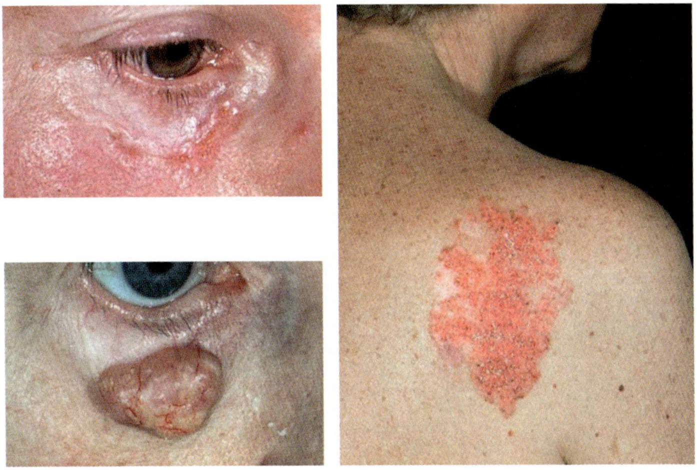

▸ **Abb. 7.1** Basalzellkarzinom (Moll 2010).

Oberflächliche und knotige Form. Auch die folgenden Formen des Basalioms können sehr vielgestaltig sein. So findet man oberflächliche Basaliome in Form schuppiger, flacher Plaques mit perlschnurartigem Randsaum (am Rumpf auch Rumpf-Haut-Basaliome genannt) oder knotige Basaliome mit einem kuppelartigen Knötchen von derber Konsistenz, Teleangiektasien und etwas glasiger Farbe.

Sowohl das oberflächliche als auch das knotige Basaliom können pigmentiert sein. Hierbei ist differenzialdiagnostisch an das maligne Melanom, eine pigmentierte seborrhoische Keratose, ein Angiokeratom oder pigmentierte Nävi zu denken.

Ulcus rodens. Das Basaliom kann sich in der Folge besonders im Gesicht und am Kopf zum Ulcus rodens mit typischen schmerzlosen Ulzerationen ausbilden. Am Rand findet sich dabei ein harter Randwall mit Teleangiektasien.

Ulcus terebrans. Das vorwiegend im Kopf- und Gesichtsbereich vorkommende Ulcus terebrans zeichnet sich durch seine ulzerierende und destruktive Form und rasches, in die Tiefe eindringendes Wachstum aus. Es kann sehr große Ausdehnungen erreichen, zerstört dabei Knorpel und Knochen, neigt zur Blutung und führt durch Komplikationen wie z. B. Infektionen häufig zum Tode.

Sklerodermiformes Basaliom. Beim sklerodermiformen Basaliom finden sich vorrangig im Bereich der Nase, der Stirn und der Wangen leicht erhabene, atrophische, an Narben erinnernde, plattenartige Flächen mit häufig perlschnurartigem Randsaum und Teleangiektasien.

Form des Auftretens. Basaliome kommen normalerweise einzeln vor, am Rumpf finden sich jedoch auch multiple oberflächliche, rötliche oder rötlich braune, scharf oder unregelmäßig begrenzte Läsionen, die teilweise feine Schuppen oder auch kleine Krusten aufweisen können. Diagnostisch von besonderer Bedeutung sind kleine perlartige Knötchen im Randgebiet des Tumors.

Diagnosestellung

Die Sicherung der Diagnose erfolgt über eine histologische Untersuchung.

Differenzialdiagnose

Differenzialdiagnostisch ist an die zirkumskripte Sklerodermie, das desmoplastische Trichoepitheliom und an eine Narbe zu denken.

Konventionelle Therapie

Die konventionelle Behandlung besteht im Allgemeinen in der Exzision mit nachfolgender histologischer Kontrolle, eventuell mit plastisch-chirurgischem Aufbau. Alternativ können bei Inoperabilität Bestrahlungen oder Chemotherapie eingesetzt werden. Bei kleineren, weniger invasiven, oberflächlichen Basaliomen kommen auch Kryotherapie, Kürettage, photodynamische Therapie oder die Behandlung mit Immunmodulatoren (Imiquimod) infrage. Zur Prävention von Rezidiven können bei besonders gefährdeten Patienten mit Basalzellnävus-Syndrom oder Basaliomatose Retinoide in sehr hoher Dosierung eingesetzt werden. Sonnenschutz ist dringend zur Vorbeugung geboten.

Möglichkeiten der homöopathischen Therapie

Erfahrungsgemäß ist eine die schulmedizinische Therapie begleitende homöopathische Behandlung sinnvoll. Diese wird nur dann eingesetzt, wenn das Basaliom nicht so groß oder invasiv imponiert, dass eine sofortige Exzision erforderlich scheint. In Kombination mit Kryotherapie erzielt man beispielsweise sehr gute Erfolge.

Homöopathische Behandlung

Entsprechend dem Befund der Haut lassen sich die Basaliome der verschiedenen Regionen des Kopfes folgendermaßen finden:

- Kopf – Hautausschlag – Knoten (13 Mittel)
- Kopf – Hautausschlag – Knötchen auf der Kopfhaut (13 Mittel)
- Kopf – Geschwüre (11 Mittel)
- Gesicht – Geschwüre (21 Mittel)
- Gesicht – Geschwüre – fressend (4 Mittel)
- Gesicht – Geschwüre – Kinn (6 Mittel)
- Gesicht – Tumoren – Krebs (13 Mittel)

Bewertung

Es finden sich noch einige Unterrubriken für die Repertorisation der Gesichts- und Kopfteile, die sich für mich nicht als hilfreich erwiesen haben.

Aus dem Kapitel **Knoten des Kopfes** hat sich Causticum, 2-wertig, gegeben als Einzelgabe in C 1000 (2 Globuli) sehr bewährt.

In der Rubrik **Knötchen auf der Kopfhaut** ist Silicea, 1-wertig, gegeben als C 30 (2 Globuli) das bevorzugte Mittel.

Treten Basaliome als **Geschwüre** auf, ist das vorrangig gegebene Begleitmittel neben der schulmedizinischen Behandlung Thuja, 1-wertig, gegeben als C 1000 (2 Globuli) in einer Einzelgabe.

Bei der Rubrik **„Gesicht – Geschwüre“** ist Vespa, 1-wertig, ein beeindruckendes Mittel. Es kann als Einmalgabe, in C 1000 (2 Globuli) verabreicht, äußerst gut heilen.

Ein weiteres häufiges Mittel ist Phosphorus, 2-wertig, zu finden in der Rubrik „Gesicht – Geschwüre – fressend“, das ebenfalls als C 1000 (2 Globuli) eingesetzt werden kann.

Basaliome im Bereich des **Kinns** können mit Mercurius, 1-wertig, sehr gut begleitend therapiert werden.

Schließlich findet man unter der Rubrik „**Gesicht – Tumoren – Krebs**“ das Mittel Zincum, 1-wertig. Auch dieses in C 1000 (2 Globuli) gegeben ist ein zu berücksichtigendes homöopathisches Mittel.

Häufige homöopathische Arzneimittel

Causticum Hahnemanni. Chronische, rheumatische, arthritische und paralytische Beschwerden. Die Haut ist schmutzig-weiß und fahl, mit Warzen, besonders im Gesicht. Abmagerung durch Krankheiten, Sorgen usw., die schon seit Langem bestehen. Brennen, Rauheit und Wundheit. Stark mitfühlend. Wundheit in Hautfalten und zwischen den Oberschenkeln.

Mercurius solubilis. Befall der Drüsen. Verfallende, entzündete und nekrotische Prozesse. Geschwüre um Mund und Hals. Zittern. Der Atem riecht faulig. Neigung zu Eiterbildung. Starke Hitze im Kopf. Übel riechender Ausschlag auf der Kopfhaut. Öliger Schweiß auf dem Kopf. Blass, erdig, schmutzig aussehend, gedunsen. Pusteln des Gesichts. Feuchte Haut. Stinkender, klebriger Schweiß. Reichlicher Schweiß. Blasenausschläge und Pusteln. Unregelmäßig geformte Geschwüre, unklare Ränder. Stippen um den Hautausschlag herum. Jucken.

Phosphorus. Gereizt und entzündet. Zeigt das Bild eines zerstörenden Stoffwechsels. Dünne, transparente Haut. Nervöse Schwäche, Abmagerung. Plötzlichkeit der Symptome. Jucken der Kopfhaut. Blass, kränkliches Aussehen, blaue Ringe um die Augen. Beschriebene Rötung auf einer oder beiden Wangen. Wunden bluten sehr stark, sogar wenn sie klein sind.

Silicea terra. Unvollständige Assimilation, mangelhafte Ernährung. Eiterungen. Mangel an moralischer und physischer Entschlossenheit. Haut rissig am Rand der Lippen. Ausschlag am Kinn. Rotes Gesicht. Nagelbetteiterungen, Abszesse, Furunkel. Verkrüppelte Fingernägel.

Thuja occidentalis. Wachstum von Tumoren. Blutende Wucherungen. Warzen. Linksseitiges Mittel. Geschwüre, besonders im Anogenitalgebiet. Sommersprossen und Flecken. Reißende Schmerzen in den Drüsen. Drüsenschwellung.

Vespa crabro. Haut- und weibliche Genitalsymptome. Achseldrüsen geschwollen mit Schmerzhaftigkeit der Oberarme. Gesicht schmerzhaft und geschwollen. Starkes Jucken. Furunkel. Pickel, Leberflecken und Schwellung mit Brennen, Stechen und Wundsein.

Zincum metallicum. Erschöpfung. Zerebrale Depression. Schwächeperiode bei Krankheiten. Schmerz scheint zwischen Haut und Fleisch zu sitzen. Blasses Gesicht. Erkrankungen durch unterdrückten Hautausschlag. Blasse Lippen, eingerissene Mundwinkel. Röte und juckender Ausschlag am Kinn. Varizen. Jucken der Oberschenkel und Kniekehle.

Ergänzende Maßnahmen

Die Kontrolle der Hautstelle nach Behandlung oder Exzision nach 3 Monaten ist bei Nichtabheilung notwendig. Bei sehr kleinen verbleibenden Resten von Hautveränderungen hat sich die Behandlung mit Bach-Blüten-Creme (Rescue-Creme) sehr bewährt. Die Haut heilt erfahrungsgemäß leichter, wird schneller flach und verliert evtl. durch Mehrdurchblutung bedingte Verfärbungen. Diese Creme wird nachts aufgetragen, tagsüber darf der hohe Lichtschutz nicht fehlen.

8 Condylomata acuminata

Einleitung

Synonym: Feigwarzen, Feuchtwarzen.

Condylomata acuminata (▸ **Abb. 8.1**) sind die häufigste sexuell übertragene Viruserkrankung. Die Warzen finden sich im Bereich der genitalen oder analen Übergangsschleimhäute und werden durch die humanen Papillomviren der Subtypen 6 oder 11, in selteneren Fällen auch der HPV-Subtypen 16, 18, 31 oder 33 übertragen. Im Deutschen werden Condylomata acuminata als Feigwarzen bezeichnet.

Medizinische Diagnostik

Etwa 4 Wochen bis 6 Monate nach der Infektion treten zunächst einzelne, kleine, weißliche Papeln auf, aus denen schnell die warzenförmigen Areale entstehen. Die Diagnose wird durch Histologie und serologische Verfahren gestellt. Durch Betupfen mit 5%-Essigsäure können auch schwer erkennbare Conylomata durch eine weißliche Verfärbung sichtbar gemacht werden. Alle Sexualpartner müssen untersucht werden, um Reinfektionen und die Verbreitung zu verhindern. Bei Neugeborenen ist eine Erkrankung durch intrauterine oder perinatale

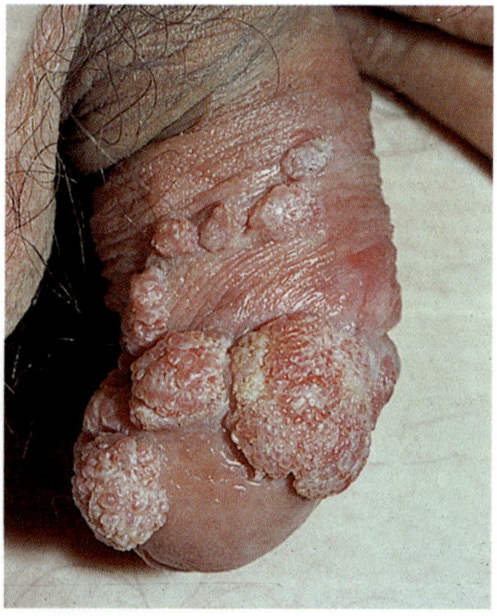

▸ **Abb. 8.1** Condylomata acuminata. Blumenkohlartige, große und kleine Gebilde am männlichen Genitale (Moll 2010).

Infektion möglich. Bei kleinen Kindern sollte auch an Missbrauch gedacht werden.

Konventionelle Therapie

Die Therapie besteht im Wesentlichen in der Abtragung mittels Elektrokauter bzw. CO_2-Laser, der Kryotherapie oder dem Betupfen mit Podophyllin- oder Podophyllotoxin-Lösung (bei Schwangeren mit Trichloressigsäure). Dabei sind die Voraussetzungen und Einschränkungen der Behandlungsmöglichkeiten streng zu beachten. Bei ausgedehntem Befall der Glans penis kommt die Zirkumzision infrage. Begleitend wäre eine lokale Therapie mit Interferon-α oder -β oder die Gabe von Immunstimulanzien (Imiquimod) möglich.

Faktoren, die die Haut schädigen und damit eine Infektion begünstigen, sind zu vermeiden bzw. zu beseitigen.

Möglichkeiten der homöopathischen Therapie

Bei dieser Erkrankung darf nicht vergessen werden, dass es sich um eine ansteckende Geschlechtskrankheit handelt. Daher muss die Erkrankung schulmedizinisch behandelt werden und die homöopathische Behandlung ist eine Begleittherapie. Nichtsdestotrotz kann gesagt werden, dass in dieser Kombination Kondylome sehr schnell abheilen und dass die zusätzliche externe Therapie wesentlich verkürzt werden kann.

Homöopathische Behandlung

Die Repertorisation der Mittel richtet sich nach der Lokalisation der Kondylome. Diese treten vorrangig an 4 Körperstellen auf:

- Condylomata acuminata der Lippen: Gesicht – Haut – Warzen – Lippen (4 Mittel)
- Condylomata acuminata der Mundhöhle: Mund – Tumoren – Warzen (1 Mittel)
- Condylomata acuminata der männlichen Genitalien: Männliche Genitalien – Tumoren – Condylome (26 Mittel)
- Condylomata acuminata der weiblichen Genitalien: Weibliche Genitalien – Äußere Genitalien und Vulva – Condylome (10 Mittel)

Bewertung

Im Bereich der **Lippen** hat sich die begleitende Therapie von Condylomata acuminata mit Thuja einmalig in C200 (2 Globuli) bewährt.

Im Bereich der **Mundhöhle** hat sich Phosphoricum acidum bei der Behandlung von Condylomata als erfolgversprechend gezeigt. Hierbei gebe ich 1 Globulus von C1000 gleich, 1 Globulus wird gelöst in 100 ml Aqua, wovon über 3 Wochen abends 1 Teelöffel zum Spülen des Mundes und Herunterschlucken genommen wird. Vor jeder Einnahme muss die Lösung ¼ min gekleppert werden.

Condylomata acuminata der **männlichen Genitalien** heilen häufig unter Thuja C1000 (2 Globuli) ab. Die zu findenden Unterrubriken („männliche Genitalien – Tumoren – Condylome – Penis – Eichel", „Vorhaut, Vorhautrand, Frenulum und Scrotum") haben sich für mich nicht bewährt.

Zur Therapie von Condylomata acuminata der **weiblichen Genitalien** findet man unter der Rubrik „Condylome" als bestes Mittel Thuja, wobei auch 2 Globuli von C1000 gegeben werden. Unter der Rubrik „Tumoren" steht das Mittel Nitri acidum, das ich ebenfalls in C1000 (2 Globuli) gebe.

Häufige homöopathische Arzneimittel

Nitricum acidum. Affinität für Körperöffnungen und Haut-Schleimhaut-Grenzen. Dort auch Wundheit und Schmerzen wie von Splittern, auch stechend. Reizbarkeit. Blasen und Ulzera im Mund, an der Zunge, an den Genitalien. Überschießende Granulationen. Warzen groß und rissig, leicht blutend. Haare an den Genitalien fallen aus.

Phosphoricum acidum. Allgemeine Schwäche. Geistige Schwäche zuerst. Zustand nach akuten Erkrankungen oder Kummer. Mangelnde sexuelle Kraft. Sykotische Auswüchse. Stippen. Ulzera. Haarausfall.

Thuja occidentalis. Pathologische Wucherungen. Kondylome. Schwammige Tumoren. Feuchte, schleimige Knötchen. Warzenartige Auswüchse. Warzen. Böse Impffolgen. Linksseitiges, kaltes Mittel. Polypen. Ausschläge nur an bedeckten Körperstellen. Braune Flecken auf Händen und Armen.

Ergänzende Maßnahmen

Bei großer Therapieresistenz oder schlechter Compliance sollte – bei Beachtung der Gegenanzeigen – an die Gabe von Dimepranol(-4-acetamidobenzoat) gedacht werden, das erstaunlich gut die Immunabwehr anregt.

9 Dermatitis solaris

Einleitung

Synonym: UV-Erythem, Sonnenbrand.

Die Dermatitis solaris (Sonnenbrand) wird vor allem durch die Einwirkung der UV-B-Strahlung des Lichtes auf die Haut ausgelöst. Das Auftreten hängt vom Hauttyp, von der Bestrahlungsdauer und der Bestrahlungsintensität ab (▶ **Abb. 9.1**).

Medizinische Diagnostik

Der Sonnenbrand tritt etwa 4 – 6 h nach der Bestrahlung in Form eines ausgeprägten, schmerzhaften und mit ödematöser Schwellung verbundenen Erythems auf, streng abgegrenzt im Bereich der bestrahlten Hautfläche. Das Erythem zeigt nach ca. 24 h ein Maximun und klingt nach 3 Tagen wieder ab.

Bei einer leichten Dermatitis solaris folgt auf die Erythemphase nur eine leichte Schuppung und schließlich, je nach Hauttyp, eine Pigmentierung der Haut.

Bei einer starken Entzündungsreaktion folgen der Erythemphase Bläschen- und Blasenbildung sowie schließlich ein nässendes und krustöses Stadium, das in der Folge zur Schuppung und Abheilung führt. Diese schwereren Fälle können mit Allgemeinsymptomen wie Unwohlsein, Fieber, Erbrechen und Kopfschmerzen verbunden sein.

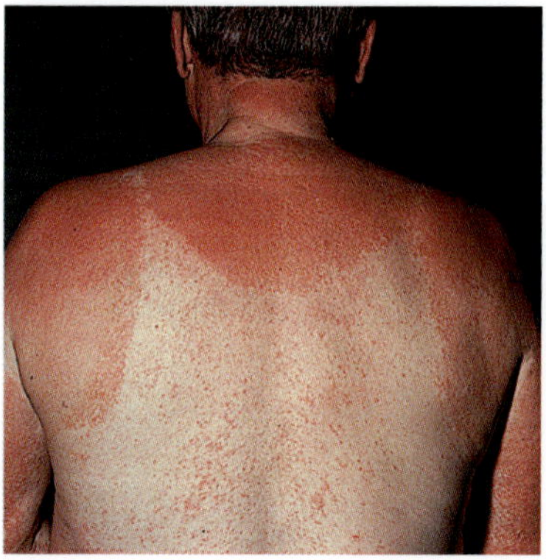

▶ **Abb. 9.1** Akuter Sonnenbrand 24 h nach Sonnenexposition bei der Gartenarbeit (Moll 2010).

Cave

Zu beachten ist, dass eine großflächige Dermatitis solaris mit Blasenbildung einer Verbrennung vom Typ II entspricht und lebensgefährliche Schockgefahr besteht! Diese Patienten sind natürlich an eine Klinik zu überweisen!

Diagnosestellung

Die Diagnose wird aufgrund des klinischen Bildes und der Anamnese gestellt.

Differenzialdiagnose

Als Differenzialdiagnose sollte an eine phototoxische Medikamentenreaktion gedacht werden.

Konventionelle Therapie

Zur Behandlung werden nicht steroidale Antiphlogistika gegen die Schmerzen eingesetzt. Allerdings ist zu beachten, dass diese selbst Ursache einer phototoxischen Medikamentenreaktion sein können.

Eine Behandlung mit Kortison wird nach neuerer Beurteilung wegen geringer Wirksamkeit und unerwünschter Immunsuppression vermieden.

Äußerlich kann Lotio zinci zur Linderung des Juckreizes und zur Kühlung eingesetzt werden.

Möglichkeiten der homöopathischen Therapie

Eine zusätzliche Behandlung des Sonnenbrands mit homöopathischen Mitteln halte ich für äußerst sinnvoll. Die Patienten verlieren schneller die Entzündung und damit das Hitzegefühl, den Juckreiz und die Schmerzen. Man beugt Narbenbildung vor.

Homöopathische Behandlung

Die Rubriken zur Behandlung der Dermatitis solaris findet man folgendermaßen:

- Haut – Entzündung (60 Mittel).

Bewertung

Aus rechtlichen Gründen gebe ich hier lediglich die Therapie einer Dermatitis solaris des ersten Grades an. Diese kann erfolgen mit Silicea C 1000 (2 Globuli). Die weiteren Stadien der Dermatitis solaris wie Blasenbildung und Nekrosen erfordern schulmedizinische Behandlung. Ab einer Verbrennung II. Grades besteht Schockgefahr.

Häufiges homöopathisches Arzneimittel

Silicea terra. Mangel an moralischer und physischer Entschlossenheit. Schwachherzig. Ängstlich. Fürchtet Nadeln. Reichlicher Kopf- und Fußschweiß. Schmerzlose Schwellung der Drüsen. Veränderungen der Nägel. Rosenfarbene Flecken. Fördert das Abstoßen von Fremdkörpern aus dem Gewebe. Leichte Eiterung. Abszesse. Furunkel. Keloide.

Ergänzende Maßnahmen

UV-Karenz für mehrere Tage. Viel trinken! Kühlen (Kühlpacks). Bei stark ausgeprägtem Sonnenbrand Gabe nicht steroidaler Antiphlogistika.

10 Erysipel

Einleitung

Synonym: Wundrose, Rotlauf.

Das Erysipel (▸ **Abb. 10.1a**) ist eine häufige, akute Erkrankung der Haut durch Streptokokken der Gruppe A oder auch in zunehmendem Maße durch Staphylokokken. Der Erreger dringt über eine Eintrittspforte in die Haut ein und streut anschließend über Lymphgefäße weiter in die Haut hinein (▸ **Abb. 10.1b**).

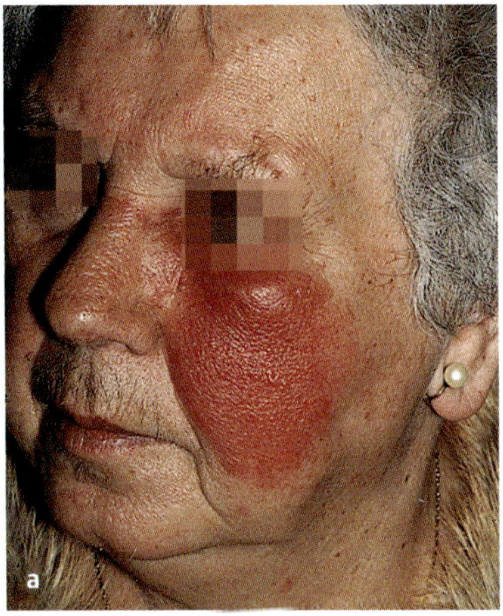

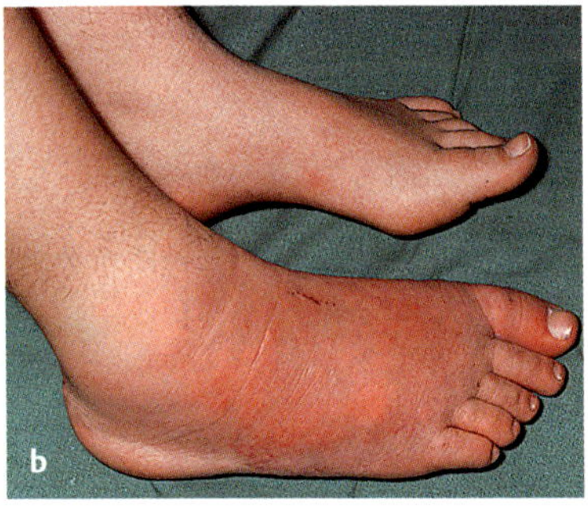

▸ **Abb. 10.1 a, b** Erysipel (Moll 2010).

a Gesichtserysipel: hochrote, ödematöse Schwellung der linken Wange mit zungenförmigen Ausläufern über dem Nasenrücken.

b Beginnendes Erysipel am rechten Fuß (Eintrittspforte Zwischenzehenmykose) mit lymphogener Ausbreitung zur Wade.

Medizinische Diagnostik

Durch eine geeignete Hautstelle, wie z. B. eine Verletzung, eine Rhagade, Erosion, ein Ulkus oder auch eine Mazeration, dringt der Erreger in die Haut ein und wandert über die Lymphgefäße weiter. Besonders häufig betroffen sind das Gesicht und die Unterschenkel. Die Erkrankung beginnt akut mit Spannungsgefühl und Druckschmerz, denen Rötung und Schwellung folgen. Die Haut zeigt dabei ein hochrotes Erythem mit zungenförmigen, scharf begrenzten Ausläufern. Das befallene Gebiet ist heiß. Begleitend weist der Patient hohes Fieber und Schüttelfrost auf, die allerdings bei Rezidiven geringfügiger ausfallen können. Die Blutkörperchensenkungsreaktion (BKS) ist stark erhöht.

Komplikationen

Bei geschwächter Abwehr und/oder Durchblutungsstörung des betroffenen Gebiets kann es z. B. bei Diabetes mellitus zu einem Erysipelas gangraenosum mit Nekrosenbildung kommen. Zudem muss bei immunsupprimierten Patienten an die Gefahr einer Sepsis gedacht werden.

Auch im Bereich der Genitalien muss man mit nekrotischen Verläufen rechnen.

Cave

Als besonders gefährlich ist das recht häufige Gesichtserysipel zu betrachten, wenn es im oberen Gesichtsbereich beginnt und sich mit Lidödemen ausbreitet. Hier sind die Ausweitung auf die Augen und die Sinusthrombose gefürchtet.

Erysipele der Schleimhäute des oberen Respirationstrakts können durch Glottisödem letal verlaufen.

Als weitere Komplikationen sind erregerbedingte Myo-, Endo-, Perikarditis und Glomerulonephritis sowie Pneumonie möglich.

Bei chronischem Erysipel ergibt sich häufig durch Verschluss der Lymphgefäße ein Lymphödem.

Diagnosestellung

Bei der Diagnostik wird das klinische Bild ergänzt durch BSG-Erhöhung, Leukozytose, CRP- sowie ASL- und ADB-Titer-Erhöhung.

Differenzialdiagnose

Als Differenzialdiagnose kommt im Gesichtsbereich ein beginnender Zoster infrage. Eventuell kann zunächst an eine akute Kontaktdermatitis gedacht werden, wobei Fieber und eine Erhöhung der Blutkörperchensenkungsgeschwindigkeit (BSG) fehlen.

Konventionelle Therapie

Die Therapie besteht in einer hoch dosierten Antibiose. Äußerlich werden feuchte Umschläge mit Desinfizienzien angewendet. Nekrosen werden entsprechend chirurgisch oder nekrolytisch versorgt. Die Eintrittspforte ist zu sanieren.

Möglichkeiten der homöopathischen Therapie

Meines Erachtens sollte ein Erysipel niemals nur homöopathisch therapiert werden. Allein schon aus rechtlichen Gründen kann die homöopathische Behandlung nur eine begleitende Therapie sein.

Homöopathische Behandlung

Im Folgenden gebe ich die Rubriken der häufigsten Lokalisationen eines Erysipels an.

- Erysipel des Gesichts: Gesicht – Farbe – rot (220 Mittel)
- Erysipel des Unterschenkels: Extremitäten – Farbe – Unterschenkel – rötlich (20 Mittel)
- Erysipel des Fußes: Extremitäten – Farbe – Fuß – rot (21 Mittel)

Bewertung

Im Bereich des **Gesichts** hat sich hervorragend Apis bewährt, 3-wertig, gegeben in C 1000 (2 Globuli) als Einzelgabe.

Im Bereich der **Unterschenkel** verwende ich bei Erysipelen vorrangig die Gabe von Lachesis, 2-wertig, als C 200 (2 Globuli).

Im **Fußbereich** ist das häufigste gegebene Mittel Thuja, 1-wertig, von mir gegeben als C 1000 (2 Globuli).

Da Erysipele im Bereich aller Körperteile und nicht nur an einzelnen Stellen der bereits genannten Körperteile vorkommen können, sollten die nach Lokalisation herausgesuchten Unterrubriken mit der Bezeichnung „rot“ oder „rötlich“ in allen Rubriken beachtet werden.

Häufiges homöopathisches Arzneimittel

Apis mellifica. Plötzliche Aufgedunsenheit. Wirkt auf das Zellgewebe und verursacht ein Ödem von Haut und Schleimhäuten. Schwellung und Gedunsensein. Ödeme von rosiger oder rosigroter Farbe. Stechende Schmerzen. Allgemeine Schmerzhaftigkeit. Unerträglichkeit von Hitze und leichtester Berührung. Wundroseartige Entzündungen. Erysipel. Wirkt besonders auf die äußeren Teile wie Haut und Bekleidungen der inneren Organe und Schleimhäute. Zusammenschnürungsgefühle. Linkisch. Weinerlich. Winseln.

Ergänzende Maßnahmen

Der Körperteil sollte ruhig gestellt und hochgelagert werden.

11 Erythema exsudativum multiforme

Einleitung

Synonym: Erythema multiforme.

Unter dem Erythema exsudativum multiforme (▶ **Abb. 11.1**) versteht man eine akut auftretende, sich als entzündlich-allergische Reaktion mit typisch kokardenförmigen Hautveränderungen zeigende Erkrankung des 2.– 4. Lebensjahrzehnts. Männer sind häufiger betroffen. Eine leichtere Form, die recht häufig und bevorzugt im Frühjahr und im Herbst vorkommt, wird von einer sehr seltenen, schwereren Form mit schweren Allgemeinsymptomen, dem Stevens-Johnson-Syndrom, unterschieden. Hierbei sind allerdings bevorzugt ältere Kinder oder junge Erwachsene männlichen Geschlechts betroffen. Als Auslöser kommen Infektionen (virale, bakterielle, mykologische), Arzneimittel, maligne Tumoren und Autoimmunerkrankungen infrage. Oft bleibt die Ursache aber auch ungeklärt.

Medizinische Diagnostik

Bei der leichteren Form des Erythema exsudativum multiforme entstehen akut vor allem an den Prädilektionsstellen Handrücken und Streck-

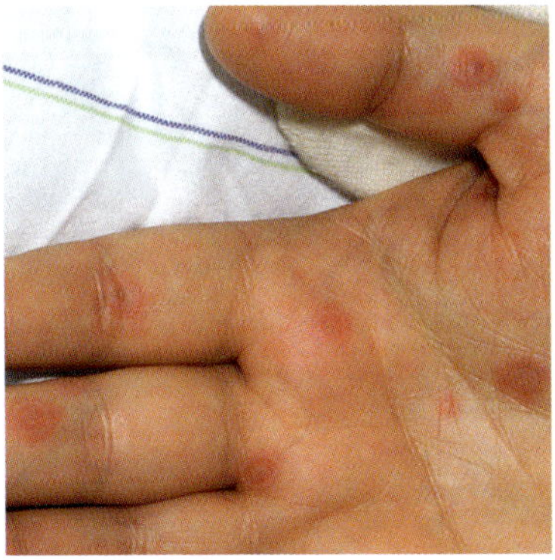

▶ **Abb. 11.1** Erythema exsudativum multiforme. Kokardenförmige Plaques mit zentraler Blasenbildung (Moll 2010).

seiten der Vorderarme typische kokardenartige Plaques. Diese stellen sich als hellrote, scharf abgegrenzte Erytheme von 1 – 3 cm Größe dar, die sich innerhalb von 2 – 3 Tagen zur typischen Kokardenform entwickeln. Hierbei findet sich ein helles, zentrales, hämorrhagisches Bläschen, von einer bläulich zyanotischen Zone umgeben und nach außen von einem leicht erhöhten Erythem umgrenzt (multiformes Bild). Durch zentrale Rückbildung können sich auch anuläre Formen entwickeln. Neben Handrücken und Unterarmen werden in geringerem Maße auch Ellbogen, Knie, Fußrücken, seitliche Gesichts- und Halspartie, Handfläche und Fußsohle betroffen. Im Bereich der Lippen und der Mundschleimhaut kommen besonders nach herpetischem Infekt Bläschenbildungen vor.

Diagnosestellung

Die Diagnose wird durch das typische klinische Bild vorgegeben. Weiterhin kann die direkte Immunfluoreszenz eingesetzt werden. Histologisch kann die Diagnose weiter abgesichert werden.

Differenzialdiagnose

Differenzialdiagnostisch ist an Arzneimittelexantheme oder an Lupus erythematodes zu denken.

Konventionelle Therapie

Die Abheilung verläuft in der Regel unter Krustenbildung innerhalb von 3 – 5 Wochen. Zur Verkürzung der Heilungsphase wird teilweise Kortison eingesetzt.

Möglichkeiten der homöopathischen Therapie

Hier besonders – wie bei allen anderen Erkrankungen auch – ist die Ursachenfindung entscheidend für die Behandlung. Homöopathisch muss ein eventuell auslösender Tumor selbstverständlich mit repertorisiert werden. Die Therapie erfolgt vorrangig schulmedizinisch mit der Beseitigung des jeweiligen Fokus. Schwere Verlaufsformen werden sofort stationär klinisch betreut. Bei leichteren Formen des Erythema exsudativum multiforme ist eine begleitende homöopathische Therapie durchaus hilfreich und heilend.

Homöopathische Behandlung

Da die typischen kokadenförmigen Hautveränderungen schwierig zu repertorisieren sind, weise ich auf die Rubriken hin, die bereits hilfreich waren:

- Erysipel der Unterarme: Extremitäten – Hautausschläge – Unterarm – Ekzem (5 Mittel)
- Erysipel des Handrückens: Extremitäten – Hautausschläge – Hand – Handrücken – Ekzem (7 Mittel)

Bewertung

Sowohl im Bereich der **Unterarme** als auch an den **Handrücken** auftretende Hautveränderungen durch Erythema exsudativum multiforme konnten sehr gut mit Mercurius solubilis, 2-wertig, in einer Einzelgabe als C 1000 (2 Globuli) therapiert werden. An eine eventuelle Belastung des Patienten mit Quecksilber durch Amalgamplomben oder alte Impfstoffe sollte gedacht werden.

Häufiges homöopathisches Mittel

Mercurius solubilis. Befall der Drüsen. Zersetzung des Blutes, Anämie. Ausschläge und Ulzeration um den und im Mund und Hals. Haarausfall, Blasen, Abszesse. Erkrankte Teile sind stark geschwollen mit rauem, wundem Gefühl. Fauliger Geruch. Gesicht blass, erdig. Haut fast dauernd feucht. Stippen um den Hauptausschlag herum. Jucken. Wassersüchtige Schwellung von Füßen und Beinen.

Ergänzende Maßnahmen

Ergänzende Maßnahmen sollten die Behandlung von Foci und Vorerkrankungen beinhalten.

12 Erythema nodosum

Einleitung

Synonym: Erythema contusiforme.

Beim Erythema nodosum finden sich plötzlich schmerzhafte, rote, knotige Hautveränderungen im Bereich der Streckseiten der Unterschenkel (▸ **Abb. 12.1**). Als Ursache werden immunologische Reaktionen mit unterschiedlichen Auslösern diskutiert. Es kommt hauptsächlich bei jungen Frauen im Alter von 20 – 35 Jahren vor. Frauen sind 3 – 6-mal häufiger betroffen als Männer. In der ersten Hälfte des Jahres findet sich eine Häufung des Auftretens.

Medizinische Diagnostik

Nach eher geringen Prodromalerscheinungen, die Abgeschlagenheit, Krankheitsgefühl, erhöhte Körpertemperatur und Gelenkbeschwerden umfassen können, treten akut an beiden Unterschenkelstreckseiten rote, erbs- bis walnussgroße, unscharf begrenzte, kutan-subkutan palpierbare, wenig über das Hautniveau erhabene Knoten von teigig-derber Konsistenz auf. Auf Druck reagieren die Knoten sehr schmerzhaft.

Im weiteren Verlauf können die bisherigen Knoten größer werden und dabei auch zentral abheilen (Erythema nodosum migrans). Weitere

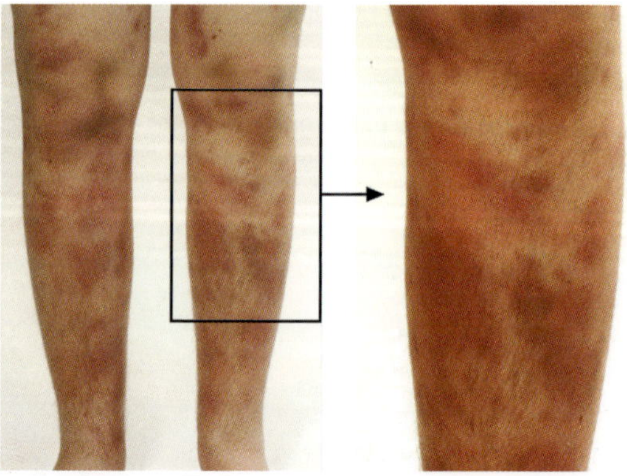

▸ **Abb. 12.1** Erythema nodosum (Röcken et al. 2010).

Herde, auch an den Unterarmen und am Gesäß, können entstehen. Die Knoten verändern sich in der Farbe zu lividrot und können hämorrhagisch tingiert sein. Im Laufe der Zeit färben sich die Knoten wie bei Hämatomen gelblich oder grünlich ein. Innerhalb von 3 – 6 Wochen bilden sich die Symptome meist spontan zurück.

Ätiologie

Als Auslöser des Erythema nodosum können Medikamente, Infektionskrankheiten, maligne Erkrankungen und chronisch-entzündliche Erkrankungen wie Morbus Behcet, Colitis ulcerosa, Morbus Crohn, Sarkoidose oder Morbus Reiter fungieren. Auch im Verlauf einer Schwangerschaft kann das Erythema nodosum auftreten.

Diagnosestellung

Die Diagnose ergibt sich durch das sehr typische Bild und die genaue Anamnese der Auslösefaktoren sowie Entzündungsparameter im Blut (BSG) und die Histologie. Durch weitergehende diagnostische Maßnahmen können unerkannte Erkrankungen ausgeschlossen werden (z. B. Sarkoidose, maligne Erkrankungen).

Differenzialdiagnose

Die Differenzialdiagnosen umfassen nodöse Erytheme, Erythema induratum und Sarkoidose.

Konventionelle Therapie

Als Therapie kommen in schwereren Fällen Bettruhe und Kompressionstherapie in Betracht. Weiterhin werden topische Steroide unter Okklusion angewendet. Bei unklarer Ursache oder bei Infekten sollte auf Kortison verzichtet werden. Innerlich werden Salizylate und Kaliumjodid empfohlen.

Möglichkeiten der homöopathischen Therapie

Eine der in die Schulmedizin aufgenommenen Behandlungsmöglichkeiten des Erythema nodosum ist die Behandlung mit Kaliumjodid, wobei es sich hierbei meines Erachtens um eine homöopathische Behandlung handelt. 300 – 600 mg werden täglich über wenige Tage bis zu 8 Wochen gegeben.

Grundsätzlich ist bei dieser schweren Erkrankung zu beachten, dass eine alleinige homöopathische Therapie aus rechtlichen Gründen zu riskant wäre, weshalb die homöopathische Behandlung sich nur als begleitende Maßnahme verstehen kann.

Homöopathische Behandlung

Das Erythema nodosum ist unter folgender Rubrik zu finden:

- Extremitäten – Hautausschläge – Knoten, rötliche, harte (1 Mittel)

Bewertung

Es ergibt sich hier das Mittel Kalium bichromicum, das in der Dosis C 1000 (2 Globuli) gegeben werden kann. Meines Erachtens sollte überlegt werden, ob bei dem jeweiligen Patienten nicht eventuell auch das sonst schulmedizinisch gegebene Kaliumjodid homöopathisch ähnlich als Kalium jodatum in C 1000 (2 Globuli) gegeben werden könnte. Dies lässt sich allerdings in keiner Rubrik finden.

Häufige homöopathische Arzneimittel

Kalium bichromicum. Affinität zu den Schleimhäuten von Magen, Eingeweiden und Luftwegen sowie zu Knochen, Bindegewebe, Nieren, Herz und Leber. Allgemeine Schwäche, an Lahmheit grenzend. Fleischige, fette, hellhäutige Personen, die leicht Katarrhe bekommen. Schmerzen wandern rasch. Rotes, fleckiges Aussehen des Gesichts. Akne. Knochen empfindlich, besonders unter den Augenhöhlen. Schmerzen der Extremitäten wechseln rasch von einer Stelle zur anderen. Wandernde Schmerzen an den Knochen entlang. Sehr schwach. Schmerz an kleinen Stellen. Papulärer Ausschlag. Ulkus mit ausgestanzten Kanten. Neigung zur Perforation. Pustulärer Ausschlag. Jucken mit bläschenartigem Ausschlag.

Kalium jodatum. Drüsenschwellungen. Syphilis. Diffuse Empfindlichkeiten. Starke Knochenschmerzen der Extremitäten. Periost verdickt, besonders das Schienbein. Berührungsempfindlich. Rheumatismus. Purpurne Flecken der Haut. Verschlechterung an den Beinen. Akne. Hitzebläschen. Kleine Furunkel. Drüsen vergrößert und verhärtet.

Raue Knötchen überall. Tendenz zu ödematösen Schwellungen. Acne rosacea.

Ergänzende Maßnahmen

Entscheidend sind die Entdeckung und Behandlung der Auslöser wie Infekte und hormonelle Umstellungen. Hierzu kann auch das Absetzen hormoneller Kontrazeptiva gehören.

13 Furunkel

Einleitung

Synonym: tiefe Follikulitis und Perifollikulitis.

Beim Furunkel (▸ **Abb. 13.1**) handelt es sich um einen tiefen, entzündlichen, durch Staphylococcus aureus ausgelösten Prozess, der in der Haut im Bereich eines Haarfollikels zu Knotenbildung und eitriger Einschmelzung des Gewebes führt. Dieser eitrige Pfropf kann an die Oberfläche durchbrechen und sich spontan entleeren. Die Erkrankung ist häufig und wird als Schmierinfektion z. B. bei Infekten der oberen Atemwege auf die Haut übertragen. Auch Infektionen von Mensch zu Mensch oder von Kleidung zu Mensch sind möglich.

Medizinische Diagnostik

Furunkel können an jeder behaarten Stelle des Körpers auftreten. Der Erreger gelangt durch Schmierinfektion an den Haarschaft und dringt dort in den Follikel ein. Zunächst findet sich eine etwa reiskorngroße Pustel, die sich rasch in die Tiefe ausdehnt und auf das umgebende Hautgewebe übergreift. Es entsteht ein druckschmerzhafter, entzündeter Knoten, in dem es zu zentraler Nekrose und eitriger Einschmelzung kommt. Die Einschmelzung schreitet im Lauf der Zeit in Richtung Ober-

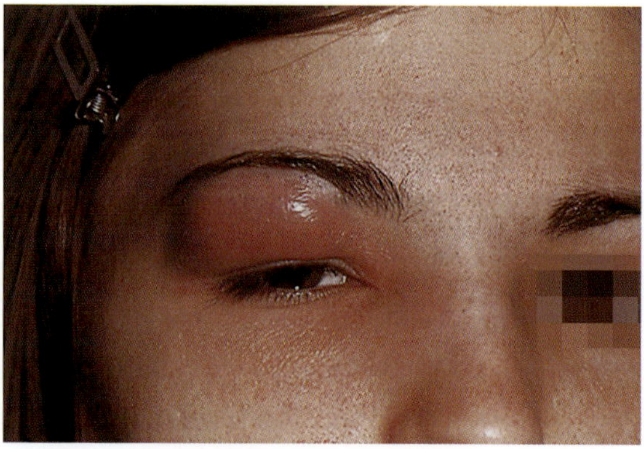

▸ **Abb. 13.1** Furunkel (Moll 2010).

fläche fort und es kann zum Durchbruch mit gelblich-rahmiger Entleerung des Eiters kommen. Durch Druckabfall im Gewebe findet dabei eine spontane Linderung der Schmerzen statt. Als Begleitsymptome können Lymphangitis, -adenitis, Fieber und Unwohlsein auftreten. Die Heilung erfolgt nach Durchbruch unter Narbenbildung.

Von besonderer Bedeutung sind Furunkel oberhalb der Verbindungslinie Mundwinkel – Ohrläppchen, da hier die Abflussgebiete in den Bereich des Sinus cavernosus reichen und zur Sinusthrombose führen können. Sie sind daher als besonders gefährlich einzustufen.

Phlegmonöse Entwicklung. Im Bereich der Oberlippe entstehende Furunkel haben eine Tendenz, sich leicht phlegmonös zu entwickeln. Ein ausgedehntes Ödem, hohes Fieber, Schüttelfrost und Benommenheit sind als Warnzeichen für eine Sepsis entsprechend ernst zu nehmen! Die Einweisung in eine Klinik ist erforderlich!

Furunkulose. Bei der Furunkulose handelt es sich um einen chronisch rezidivierenden Verlauf. Hier sind mögliche zugrundeliegende Faktoren zu berücksichtigen. Dies sind vor allem Grunderkrankungen, die mit einer Einschränkung des Immunsystems einhergehen. Relevant sind auch Hauterkrankungen mit einer Störung der Barrierefunktion, insbesondere juckende Ekzeme und äußerliche Anwendung von Fettsalben, kortisonhaltige Externa usw.

Karbunkel. Karbunkel stellen eine schwere, bis zu den Faszien reichende Verlaufsform dar. Sie entstehen überwiegend im Nacken bei Männern über 40 Jahren. Es bestehen starke Abgeschlagenheit, Fieber, Schüttelfrost, Lymphangitis und -adenitis. Es besteht die Gefahr einer Sepsis! Unter Umständen ist eine chirurgische Intervention angezeigt.

Differenzialdiagnose

Die Differenzialdiagnosen sind im Bartbereich eine tiefe Trichophytie und in der Achselhöhle Abszesse bei Acne inversa.

Konventionelle Therapie

Die Therapie besteht in der Regel in der Gabe von Antibiotika. In schwereren Fällen, insbesondere im Gesichtsbereich, werden diese intravenös verabreicht. Äußerlich werden feuchte Umschläge mit mikrobiellen Zusätzen angewendet. In Frühstadien kann Ichthyol extern angewandt die eitrige Einschmelzung fördern.

> Jegliches Drücken am Furunkel hat wegen der Gefahr einer weiteren Verbreitung der Entzündung zu unterbleiben. Bei Gesichtsfurunkeln wird sogar Sprech- und Kauverbot erteilt.

Traditionell wurde früher die Inzision des reifen Furunkels eingesetzt. Wegen Narbenbildung wird heute zugunsten der antibiotischen Therapie häufig darauf verzichtet. Bei chronischer Furunkulose ist auf verbesserte Hygiene zu achten. Begünstigende Faktoren wie unsachgemäßer Einsatz von Externa sind zu vermeiden.

Möglichkeiten der homöopathischen Therapie

Auch bei anscheinend ausweglosen Krankheitsverläufen mit rezidivierender Furunkulose hat sich die homöopathische Behandlung gut bewährt. Meist kommen die Patienten nach multiplen antibiotischen Therapien und nach Operationen zur Behandlung.

Homöopathische Therapie

Furunkel treten zumeist im Bereich der Axilla und inguinal auf, weshalb ich die entsprechenden Rubriken hierfür angebe.

- Brust – Hautausschläge – Achselhöhle – Furunkel (12 Mittel)
- Brust – Hautausschläge – Achselhöhle – Furunkel – wiederkehrend (1 Mittel)
- Extremitäten – Hautausschläge – Oberschenkel – Furunkel (30 Mittel)

Bewertung

Bei diesen Rubriken haben sich das Mittel Thuja, 1-wertig, und unter der kleinen Unterrubrik „Furunkel – wiederkehrend“, das Mittel Lycopodium, 1-wertig, bewährt. Beide würden in der Wirkstärke C 1000 (2 Globuli) einmal gegeben werden.

Zur Repertorisation zu Furunkeln der **Leiste** wäre das von mir am häufigsten gegebene Mittel Sepia nur unter der Rubrik „Furunkel des Oberschenkels" als 2-wertig zu finden. Ich gebe Sepia einmalig in der Dosis C 1000 (2 Globuli).

Beim direkten Repertorisieren der Leistengegend über „Abdomen – Haut – Hautausschläge – Furunkel – Leistengegend" finden sich keine von mir gegebenen Mittel.

Generell wird von mir bei hoch entzündlichen Furunkeln gleich welcher Lokalisation gerne zunächst Hepar sulfuris in der Dosis C 1000 (2 Globuli, einmalig) gegeben, woraufhin in der Regel Rötung, Schmerzen und Schwellung schnell zurückgehen und sich häufig der Furunkel bereits relativ schmerzlos anfängt zu entleeren. Um die Entleerung des Furunkels zu beschleunigen, gebe ich Myristica sebifera, bekannt als „das homöopathische Messer", das von mir in der C 200 verabreicht wird (2 Globuli direkt; dann 2 Globuli gelöst in 100 ml Aqua in einer getönten Glasflasche, davon abends 1 Teelöffel nach 10-maligem Aufklopfen der Flasche, gegeben über 3 Tage). Mit diesem Vorgehen erspart man den unter den oft sehr schmerzhaften Furunkeln leidenden Patienten weitere Höllenqualen durch das Eröffnen der Furunkel im hoch entzündlichen Zustand.

Häufige homöopathische Arzneimittel

Lycopodium clavatum. Atonie. Schlechte Ernährung. Beschwerden der rechten Körperseite. Abmagerung. Präsenilität. Graugelbe Gesichtsfarbe mit blauen Ringen um die Augen. Faltig, eingeschrumpft und abgemagert. Auftreibung und Fülle nach den Mahlzeiten. Schmerzhafte Schwielen auf den Sohlen. Kann auf der schmerzhaften Seite nicht liegen. Rechter Fuß heiß, linker kalt. Die Haut ulzeriert. Abszesse unter der Haut. Akne. Braune Flecken, Sommersprossen. Trockene Haut. Haar wird vorzeitig grau. Klebriger und übel riechender Schweiß, besonders von Füßen und Achselhöhlen.

Thuja occidentalis. Wirkt auf die Haut, das Blut, den Magen-Darm-Kanal, die Nieren und das Gehirn. Wachstum von Tumoren und Wucherungen. Blutet. Hochgradige Venosität. Impffolgen. Rasche Erschöpfung und Abmagerung. Alte Hautleiden (Vakzinosis). Starker Schmerz im linken Ovar und in der linken Leiste. Verschlechterung links, während der Menstruation. Geschwüre, besonders im Anogenitalgebiet. Karbunkel. Trockene Haut mit braunen Flecken. Drüsenschwellung. Ausschläge nur an bedeckten Körperstellen. Braune Flecken auf Händen und Armen.

Ergänzende Maßnahmen

Bei Gesichtsfurunkeln sind absolute Bettruhe und weiche Kost indiziert. Bei Rezidiven sollte nach einer Infektionsquelle innerhalb der Familie gesucht werden.

Weiterhin müssen Diabetes mellitus, Eisenmangelanämie und Ursachen für gestörte Immunabwehr oder Neutrophilenfunktion diagnostiziert und therapiert werden.

14 Herpes-simplex-Virus-bedingte Erkrankungen

Einleitung

Synonym: Primärinfekte mit Herpes-simplex-Virus (HSV) sind primärer Herpes simplex mit ungewöhnlich schwerem Verlauf an der Haut und an den Schleimhäuten, Gingivostomatitis herpetica, Aphthoid Pospischill-Feyrter, Vulvovaginitis herpetica, Meningoencephalitis herpetica, Herpessepsis der Neugeborenen, Eczema herpeticatum, Keratoconjunctivitis herpetica.

Sekundärinfekte sind Herpes simplex, Herpes simplex recidivans, Herpes genitalis, Herpes genitalis recidivans, rezidivierende Conjunctivitis herpetica, Eczema herpeticatum.

Typen. Das Herpes-simplex-Virus wird in 2 Typen unterschieden:

- Typ 1 betrifft vorwiegend den Mund, die Lippen und das Gesicht mit den Augen (▶ **Abb. 14.1**).

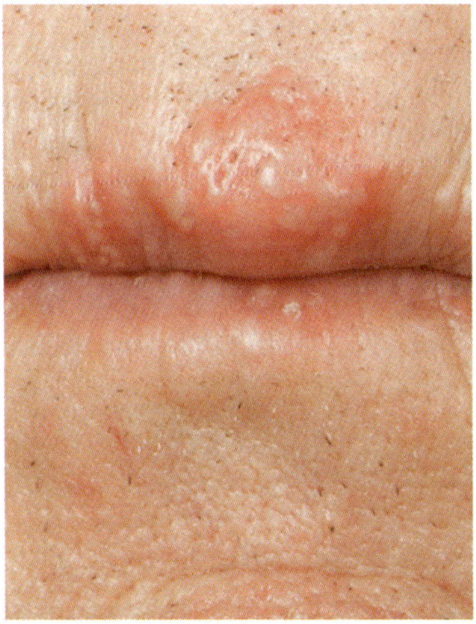

▶ **Abb. 14.1** Herpes labialis (Röcken et al. 2010).

- Typ 2 wird überwiegend im Bereich der Genitalien und des Rektums nachgewiesen.

Primär- und Sekundärinfektion. Unterschieden werden weiterhin die Primär- und die Sekundärinfektion. Zumeist bereits im Kleinkindalter dringt bei der Primärinfektion das Virus durch Schmier- oder Tröpfcheninfektion in kleine Läsionen der Haut oder Schleimhaut ein. Von dort breitet es sich entlang der Nervenzellen bis zu den sensorischen Ganglien aus, in denen es auch nach Abklingen der Primärinfektion persistiert. In den meisten Fällen (ca. 90%) verläuft diese erste Infektion unbemerkt oder nur mit unspezifischen Symptomen. Nur bei 1% der Ersterkrankungen tritt diese ausgeprägt in Erscheinung.

Die Durchseuchung der Bevölkerung wird mit 90% in der erwachsenen Bevölkerung angegeben. Durch Provokationsfaktoren wie z. B. Sonnenbestrahlung, Traumata, Infekte, Immunsuppression oder auch psychische Faktoren können die Viren in die sensorisch versorgten Areale der Haut oder Schleimhaut auswandern und dort die Sekundärinfektion bzw. Rezidive auslösen. Je nach Immunitätslage der Patienten kann sich das Erscheinungsbild des Infekts verändern. Besonders betroffen von schwerwiegenden Erkrankungen und Rezidiven sind immunsupprimierte Patienten (insbesondere Patienten mit HIV).

Sepsis. Gefürchtet ist insbesondere die Herpessepsis bei Neugeborenen, die bei einer Infektion über den Geburtskanal der Mutter zu 75% schwer erkranken. Hiervon versterben ca. 60% der Kinder und weitere 20% weisen schwere bleibende Störungen auf.

Enzephalitis. Die Herpesenzephalitis ist die häufigste virusbedingte Enzephalitis bei Erwachsenen. Sie beginnt akut mit Fieber und neurologischer Symptomatik.

> Diese gefährlichen Erkrankungen gehören naturgemäß in die Hände spezialisierter Kliniken. Lediglich eine begleitende homöopathische Therapie erscheint hier möglich.

Weiterhin hat sich erwiesen, dass Frauen mit nachgewiesener Herpes-simplex-Infektion im Genitalbereich ein 4-fach höheres Risiko für Zervixtumoren haben.

Medizinische Diagnostik

Die beiden Herpes-simplex-Virus-Typen treten vorwiegend im Mund-Gesichts-Bereich sowie im Bereich der Genitalien auf. Seltener findet man auch Erscheinungen im Bereich der Finger, Zehen oder der Oberschenkel und im Glutäalbereich. Das Eczema herpeticatum kann sich über den ganzen Rumpf ausbreiten. Die Erscheinungsbilder der beiden HSV-Typen lassen sich klinisch nicht voneinander unterscheiden.

Gingivostomatitis herpetica. Die Erstinfektion im Mund-Gesichts-Bereich wird als Gingivostomatitis herpetica bezeichnet. Diese tritt ganz überwiegend im Kleinkindalter auf. Nach einer Inkubationszeit von 2 – 7 Tagen entwickeln sich im Bereich der gesamten Mundschleimhaut und der Lippen auf dem Boden von entzündlichen und schmerzhaften Schwellungen zahlreiche typische Aphthen, die sich aus Bläschen entwickeln. Gelegentlich können Naseneingang, Oberlippe oder auch die Finger betroffen sein. Zu den Begleiterscheinungen zählen Fieber, Erbrechen, Abgeschlagenheit, Foetor ex ore und geschwollene Lymphknoten. Nach ca. 1 Woche tritt normalerweise die Heilung ein. Als Komplikation wird die Meningoencephalitis herpetica gefürchtet.

Herpes simplex labialis. Das bekannteste Rezidiv ist der häufig anzutreffende und allgemein bekannte Herpes simplex labialis. Oftmals beginnt die Erkrankung mit Kribbeln oder Brennen im Bereich der Lippen. Später finden sich kleine, gruppiert stehende Bläschen auf gerötetem Grund, die rasch eitrig eintrüben und gelegentlich mit starken Schmerzen einhergehen.

Keratitis herpetica. Neben den Lippen können aber auch das Kinn, die Wangen, das Ohrläppchen oder die Region um die Augen betroffen sein. Zu beachten ist, dass sich eine solche Infektion in der Periorbitalregion zu einer Keratitis herpetica entwickeln kann. Hierbei wird die Hornhaut durch den Herpes-simplex-Virus infiziert, was zur Narbenbildung führen kann. Aufgrund dieses Risikos ist in diesen Fällen eine augenärztliche Betreuung erforderlich! Als Komplikation der Herpes-simplex-Sekundärinfektionen treten häufiger bakterielle Infektionen auf.

Eczema herpeticatum. Besonders bei Patienten mit atopischer Dermatitis, aber auch bei immunsupprimierten Patienten tritt gelegentlich das Eczema herpeticatum auf. Dabei breitet sich die Herpes-simplex-Virus-Infektion vom Mund-Gesichts-Bereich weiter aus. Betroffen ist vor allen Dingen die atopisch erkrankte Haut, insbesondere in der Halsregion. Es kann aber auch der ganze Körper befallen sein. Durch länger anhaltende äußerliche Glukokortikosteroidtherapie wird das Auftreten ebenfalls begünstigt. Die Erkrankung tritt akut auf und ist mit Fieber bis 40 °C verbunden, das über 8 – 10 Tage auf dieser Höhe bleibt, bis es wieder abfällt.

Periunguale HSV-Infektion. Im Bereich der Fingernägel findet sich bei medizinischem Personal gelegentlich die periunguale Herpes-simplex-Virus-Infektion. Diese zeigt sich durch einen raschen Verlauf mit Rötung, Schmerzen und den typischen gruppierten Bläschen. Die regionären Lymphknoten können geschwollen sein.

Vulvovaginitis herpetica. Von der Erstinfektion der Vulvovaginitis herpetica (auch Herpes genitalis genannt) sind ebenfalls zumeist Kleinkinder betroffen. Sie zeichnet sich durch entzündlich-rötliche Schwellungen im Genitalbereich aus, auf die die herpetiformen Bläschen folgen, die rasch erodieren. Im weiteren Verlauf zeigen sich linsengroße Ulzerationen, die stark schmerzen. Die regionären Lymphknoten sind auf beiden Seiten schmerzhaft geschwollen. Die Cervix uteri ist meistens (80%) mitbetroffen. Weiterhin finden sich Miktionsbeschwerden, Kopfschmerzen, Erbrechen und Fieber. Innerhalb von ca. 2 – 3 Wochen heilt die Erkrankung wieder ab.

Die Sekundärinfektion der Vulvovaginitis herpetica verläuft in der Regel in abgeschwächter Form wie die Erstinfektion.

Herpes genitalis beim Mann. Auch beim männlichen Geschlecht kommt der Herpes vor. Er findet sich im Bereich der Eichel, der Vorhaut oder am Penisschaft.

HSV-Infektionen im Analbereich. Auch im analen Bereich kann es zu Herpes-simplex-Virus-Erkrankungen kommen. Diese sind dann mit starken Schmerzen, Krämpfen, Ausfluss und evtl. Parästhesien in der Sakralregion verbunden.

Diagnosestellung und Differenzialdiagnose

Die Diagnostik der Herpes-simplex-Virus bedingten Erkrankung ergibt sich im Normalfall aus dem klinischen Erscheinungsbild. Auch die Impetigo contagiosa zeigt sich im Gesicht; dort jedoch nicht im Bläschenstadium. Gelegentlich ist der Herpes simplex vom beginnenden Zoster abzugrenzen. Der Zoster tritt jedoch streng segmental auf und überschreitet nicht die Körpermittellinie. Die einzelnen Herde des Zosters befinden sich in unterschiedlichen Entwicklungsphasen. Im Zweifelsfall gibt es labormedizinische Erreger- oder Antikörpernachweise. Beim Herpes progenitalis sind eventuell andere Erkrankungen mit Ulzerationen abzugrenzen. Beim periungualen Herpes kann unter Umständen eine Verwechslung mit einem Panaritium erfolgen.

Konventionelle Therapie

Die konventionelle Therapie besteht aus der oralen Gabe von Aciclovir, Valaciclovir oder Femciclovir. In schweren Fällen oder zur Rezidivprophylaxe kann die Gabe auch intravenös erfolgen. Bei starken Schmerzen können Analgetika gegeben werden. Auch Antiphlogistika sind möglich.

Symptomatisch werden je nach Stadium der Infektion Externa angewendet, z. B. Vioform-Zink-Schüttelmixtur zum Austrocknen. Bei Sekundärinfektionen kommen antibiotische oder antiseptische Externa zum Einsatz.

Die Therapie des Herpes simplex neonatalis wird mit Aciclovir intravenös und Hyperimmunglobulinen durchgeführt.

> Die Geburt muss – falls die Mutter mit Herpes simplex progenitalis infiziert ist – als Kaiserschnitt durchgeführt werden, um eine Infektion des Neugeborenen zu vermeiden.

Möglichkeiten der homöopathischen Therapie

Die homöopathische Behandlung der Herpes-simplex-Infektion erweist sich im Allgemeinen als sehr gut geeignet. Ausnahmen bilden natürlich sehr schwere Formen, wie der Herpes simplex neonatalis oder die Herpesenzephalitis. Diese gehören in die Hände spezialisierter Kliniken. Befindet sich der Herpes simplex in der Nähe der Augen sollte auf jeden Fall ein Augenarzt hinzugezogen und konventionell behandelt werden, um eine Keratitis herpetica zu verhindern. In diesen Fällen ist im Einzelfall eine begleitende homöopathische Behandlung als Versuch möglich.

In den üblichen Fällen, die in der Praxis zu sehen sind, erreichen wir mit der homöopathischen Behandlung eine Verkürzung der Erkrankungsdauer und eine Erleichterung eventueller Schmerzen. Spürt der Patient bereits frühzeitig ein Brennen bei einem beginnenden Herpes-simplex-Rezidiv, so kann in einer Vielzahl der Fälle der Ausbruch sogar verhindert werden. In chronisch rezidivierenden Fällen ist bei geeigneter Mittelwahl eine wunderbare Heilung möglich.

Homöopathische Behandlung

In der Praxis wird man sich bei einem unkomplizierten Herpes simplex zunächst auf eine symptomatische Verschreibung beschränken. Die symptomatische Repertorisation stützt sich dabei auf die Faktoren Lokalisation, Empfindungen, Form der Hautausschläge, Inhalt der Bläschen und Modalitäten und soweit bekannt die Ursache. In chronisch rezidivierenden Fällen und in schwereren Fällen erhält die Gesamtkonstitution eine zusätzliche Bedeutung (z. B. bei Herpes menstrualis).

Im Folgenden werden Hilfen zur Repertorisation der Mittel bezogen auf die Lokalisation aufgezeigt.

Herpes simplex I

- Gesicht – Hautausschläge – Herpes (58 Mittel)
- Gesicht – Hautausschläge –Herpes – Lippen und Lippenrand (34 Mittel)
- Gesicht – Hautausschläge – Herpes – Mund, um den (17 Mittel)
- Gesicht – Hautausschläge – Herpes – Wangen (25 Mittel)
- Ohren – Hautausschläge – Herpes (10 Mittel)
- Rücken – Hautausschläge – Herpes (6 Mittel)

Bewertung. Sinnvolle Mittel zur Therapie des Herpes des **Gesichts** sind Graphites, 2-wertig, Sepia, 3-wertig, Rhus toxicodendron, 3-wertig. Diese Mittel sollten jeweils in C 1000 (2 Globuli) gegeben werden.

Der Herpes der **Lippen** und um den Mund lässt sich hervorragend mit Natrium muriaticum, 3-wertig, gegeben als C 1000 (2 Globuli), behandeln.

Zur Therapie des Herpes simplex der **Wangen** ist Conium maculatum, 3-wertig, gegeben als C 1000 (2 Globuli), ein wichtiges Mittel. Zur Behandlung der Ohren ist Teucrium marum verum, 1-wertig, gegeben als C 200 (2 Globuli), das bewährteste Mittel.

Der Herpes simplex des **Rückens** kann mit Zincum, 1-wertig, gegeben als C 1000 (2 Globuli), gut therapiert werden.

Auch das Eczema herpeticatum muss wie jeder andere Herpes-simplex-I-Infekt nach der Lokalisation und der Morphe der Hautveränderungen repertorisiert werden.

Herpes simplex II

- Extremitäten – Hautausschläge – Gesäß – Herpes (5 Mittel)
- Genitalien – Männliche Genitalien – Hautausschläge – Herpes (14 Mittel)
- Genitalien – Männliche Genitalien – Penis – Herpes (15 Mittel)
- Genitalien – Männliche Genitalien – Scrotum –Herpes (10 Mittel)
- Weibliche Genitalien – Hautausschläge – Herpes (13 Mittel)

Bewertung. Zur Therapie des Herpes simplex II des **Gesäßes** hat sich Natrium carbonicum, 2-wertig, gegeben als C 200 (2 Globuli), bewährt.

Im Bereich der **männlichen Genitalien** ist Sepia, 2-wertig, gegeben als C 200 (2 Globuli), das am häufigsten verabreichte Mittel.

Speziell zur Therapie des **Skrotums** eignen sich Dulcamara, 3-wertig, und Petroleum, 3-wertig, jeweils gegeben als C 200 (2 Globuli).

Bei der Behandlung des Herpes simplex II der **weiblichen Genitalien** haben Petroleum und Sepia, beide 3-wertig, sehr gut geholfen und können in C 1000 (2 Globuli) verabreicht werden.

Die übrigen Mittel der genannten Rubriken haben sich in der Praxis nicht bewährt.

Weitere Körperregionen. Die anderen Körperregionen sind hier nicht aufgezeigt. Die entsprechenden Rubriken müssen herausgesucht werden. Besonders bewährte Mittel fielen nicht auf.

Mittelgabe

Die Mittelgabe erfolgt sofort symptombezogen. Normalerweise lassen der Juckreiz und das unangenehme Spannungsgefühl des Herpes nach der Mittelgabe innerhalb von Stunden nach oder verschwinden. Meistens heilt der Herpesinfekt innerhalb weniger Tage ab, ohne dass weitere Mittelgaben erfolgen müssen.

Erfahrungsgemäß stören eventuell vorherig gegebene schulmedizinische Medikamente wie Aciclovir oral oder extern die homöopathische Behandlung nicht. Vorherige externe Kortisontherapie kann allerdings nach Absetzen zunächst zu einer Verschlechterung des Befunds beitragen. In der Praxis hat sich in einem solchen Fall die einmalige Gabe von Cortisonum C 30 (2 Globuli) bewährt. Grundsätzlich können alle schulmedizinischen Medikamente aber sofort abgesetzt werden.

Eine Wiedervorstellung des Patienten ist nur bei problematischen Infekten erforderlich (z. B. Herpes simplex im Augenbereich).

Häufige homöopathische Arzneimittel

Conium maculatum. Schwäche von Körper und Geist. Zittern. Ausschlag vor der Menses. Folgen unterdrückter Libido. Gelbe Haut mit papulärem Ausschlag. Gelbe Fingernägel. Drüsen vergrößert und verhärtet. Schweiß, sobald der Patient die Augen schließt. Tumoren. Chronische Ulzera mit stinkender Absonderung.

Dulcamara. Symptome und Zustände, die von feuchtem Wetter herrühren. Besondere Beziehung zur Haut, zu den Drüsen und den Verdauungsorganen. Reichliche Schleimabsonderung bei trockener Haut. Rheumatische Beschwerden. Feuchter Ausschlag allgemein auf Wangen und Gesicht. Unterdrückung der Menses durch Kälte oder Feuchtigkeit. Vor Auftreten der Menses Ausschlag auf der Haut. Dysmenorrhö mit Flecken überall. Jucken bei kaltem, feuchtem Wetter. Herpes zoster, Pemphigus. Bläschenausschlag. Feuchter Ausschlag am Gesicht, an den Genitalien, an den Händen usw. Warzen des Gesichts und der Hände.

Graphites naturalis. Neigung zu Hautaffektionen. Beleibt. Im Gesicht Spinnwebgefühl. Nasenekzem. Juckende Stippen. Feuchtes Ekzem um Mund und Kinn. Erysipel, Brennen und Stechen. Raue, < harte und trockene Haut. Frühes Stadium von Keloiden und Fibromen. Akne. Ausschläge mit Absonderung klebriger Flüssigkeit. Ungesunde Haut. Jede kleinste Verletzung eitert. Ulzera mit Absonderung glutinöser Flüssigkeit, die klebrig ist. Fettgeschwulst. Erysipel. Brennen und Stechen.

Natrium carbonicum. Schwäche durch Sommerhitze. Leichtes Schwitzen. Trockene, raue und rissige Haut. Ausschlag an den Fingerspitzen, den Knöcheln und den Zehen. Ausschlag mit Blasen, fleckig und ringförmig. Sohlen der Füße rau und wund. Schamgegend der weiblichen Genitalien wund. Weißflussartige Absonderung, stinkend, reizend bei Frauen.

Natrium muriaticum. Viele Beschwerden des Verdauungstrakts und der Haut. Schwäche vor allem morgens im Bett. Abmagerung besonders am Hals. Kälte. Trockene Schleimhäute. Große Schwäche und Müdigkeit. Gesicht ölig glänzend, wie eingefettet. Ölige Haut, vor allem der behaarten Teile. Trockene Ausschläge, teils mit Borken, am Rand der behaarten Kopfhaut und hinter den Ohren. Fahle Gesichtsfarbe. Fieberblasen. Blasen wie Perlen auf den Lippen. Lippen und Mundwinkel trocken, ulzeriert und rissig. Tiefer Riss in der Mitte der Unterlippe. Große Blase auf der geschwollenen, brennenden Unterlippe. Urtikaria. Ekzeme; wund, rot und entzündet.

Petroleum. Sehr deutliche Hautsymptome. Wirkt auf Schweiß- und Talgdrüsen. Nasenflügel ulzeriert, rissig, brennend. Gesicht trocken. Jucken des Anus. Herpesartiger Ausschlag am Damm. Prostata entzündet und geschwollen. Bei Männern Jucken der Urethra. Bei Frauen reichlicher Weißfluss. Genitalien wund und feucht. Jucken der Haut nachts. Haut trocken, eingeschnürt, sehr empfindlich, rau, rissig und lederartig. Herpes. Intertrigo.

Rhus toxicodendron. Beeinflusst das Bindegewebe. Wirkungen auf die Haut. Karbunkel. Geschwollenes Gesicht. Erysipel, Wangenknochen berührungsempfindlich. Gesichtsneuralgie mit Frösteln. Milchschorf.

Mundwinkel ulzeriert. Fieberbläschen am Mund und am Kinn. Schmerz im Kiefergelenk. Die Haut ist rot und geschwollen. Intensives Jucken. Bläschenbildung. Herpes. Nesselsucht. Zellulitis. Brennende ekzemartige Ausschläge mit Neigung zur Schuppenbildung.

Sepia succus. Wirkt auf das Pfortadersystem bei venöser Stauung. Frauenmittel. Stase mit Senkung der Eingeweide. Gelbe Gesichtshaut. Kältegefühl. Sehr traurig. Herpes hinter den Ohren im Nacken. Rosazea. Gelb um den Mund herum. Herpes circinatus an isolierten Stellen. Jucken, nicht erleichtert durch Kratzen. Chloasma. Herpesartiger Ausschlag um Mund und Nase und auf den Lippen. Grindartiger Ausschlag in jedem Frühling. Urtikaria beim Nach-draußen-Gehen. Übel riechender Schweiß. Lentigo bei jungen Frauen. Ichthyosis mit übel riechender Haut.

Zincum metallicum. Schwächeperiode bei Krankheiten. Zerebrale Depression. Erschöpfung. Erkrankungen durch unterdrückten Hautausschlag. Varizen. Ameisenlaufen der Beine und Füße. Ekzem besonders bei anämischen und neurotischen Patienten. Jucken der Oberschenkel und Kniekehlen. Zurückgehen der Ausschläge.

Ergänzende Maßnahmen

Dem alten physikalischen Prinzip folgend sollten sehr feuchte Herpesinfektionen nur mit wässrigen Lösungen oder Lotionen behandelt werden; nur diese trocknen schnell und ausreichend ein. Die fast in Vergessenheit geratenen Farblösungen (auch ohne Farbe), wie z. B. Gentiana violett, können hier eine große Hilfe sein.

Besonders bei chronisch rezidivierenden Herpes-simplex-Infektionen sollte immer über die mögliche Ursache nachgedacht werden. So können im Mundbereich z. B. Zahnfoci oder Amalgamfüllungen eine Rolle spielen. Häufig sind Probleme im Bereich der Wirbelsäule als Auslöser zu finden. Auch die Lokalisation auf einem Meridian kann Hinweise auf ein Herdgeschehen im zugehörigen Organbereich geben. Gegebenenfalls sind diese entsprechend zu berücksichtigen.

Die Provokationsfaktoren für Herpes-simplex-Erkrankungen sind zu berücksichtigen und zu meiden. Die Patienten müssen daraufhin befragt und instruiert werden. Häufige Auslöser sind UV-Licht, Verletzungen der Haut (z. B. durch Zahnarztbehandlungen), chemische Substanzen, aber auch Fieber (Herpes febrilis) und bei einigen Frauen hormonelle Ursachen (Herpes menstrualis). Auch psychischer Stress wird häufig als Auslöser angegeben. Der Einsatz von Glukokortikoiden sollte nach Möglichkeit vermieden werden.

Unterstützend werden als Nahrungsergänzungsmittel häufig Zink und die Aminosäure Lysin empfohlen.

Extern wird eine Creme aus Melissenextrakt (Lomaherpan) gerne eingesetzt.

15 Herpes zoster

Einleitung

Synonym: Zoster, Gürtelrose, Zona, Shingles.

Beim Herpes zoster (▶ **Abb. 15.1**) handelt es sich um die schmerzhafte Reinfektion mit dem Varizella-Zoster-Virus mit typischer, einseitig segmentaler Verteilung. Synonym wird auch die Bezeichnung Gürtelrose verwendet, die auf die halbseitige Verteilung am Rumpf anspielt. Am häufigsten ist der Zoster im Bereich eines Thorakal- oder Lumbalnervensegments anzutreffen. Nach der Erstinfektion mit dem Varizella-Zoster-Virus (Windpocken) persistiert das Virus in den sensiblen Ganglien des Rückenmarks und des Gehirns. Bei etwa 10 – 20 % der infizierten Personen entwickelt sich später ein Zoster. Hierbei liegt der Erkrankungsgipfel im Alter von 50 – 70 Jahren.

Medizinische Diagnostik

In der Prodromalphase können zunächst über etwa 1 Woche Abgeschlagenheit, Missempfindungen und teilweise stark brennende oder stechende Schmerzen ohne sichtbare Hautveränderungen auftreten.

An der Haut zeigen sich, häufig auch ohne Prodromalstadium, teils einzeln stehende, teils gruppierte, zunächst wässrig-klare, später gelbliche Bläschen und Pusteln auf gerötetem Grund im Bereich des betroffenen Segments. Bei schwereren Verläufen treten hämorrhagische Bläschen auf. Jedes Nervensegment kann betroffen sein. Es können auch mehrere Segmente beteiligt sein (▶ **Abb. 15.2**). Die Eruptionsphase dauert etwa 1 Woche. Die Hautveränderungen verheilen schließlich

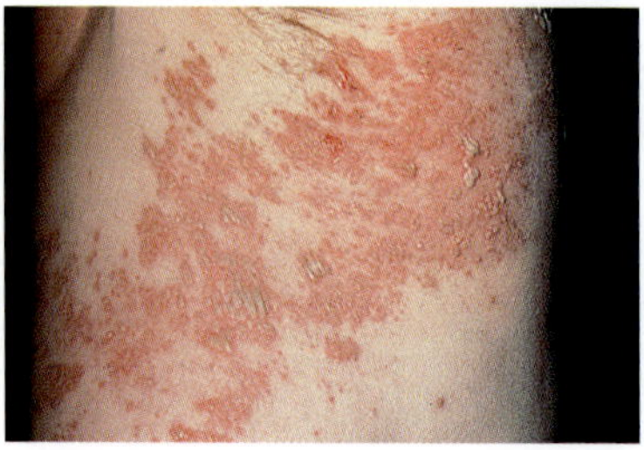

▶ **Abb. 15.1** Herpes zoster, Nahaufnahme (Moll 2010).

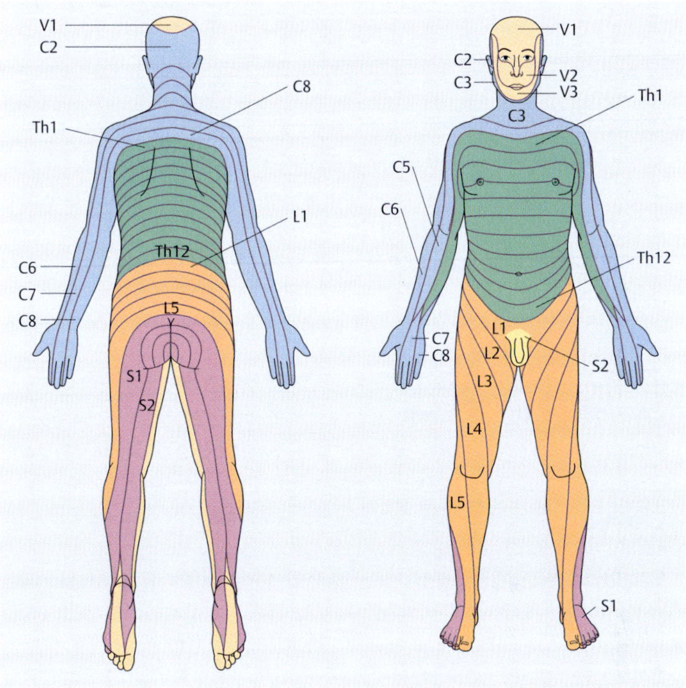

▸ **Abb. 15.2** Ausbreitung des Herpes zoster. Schema der segmentalen Nervenversorgung (Dermatome), nach dem die Ausbreitung des Herpes zoster erfolgt (Moll 2010).

nach ca. 1 Woche mit Eintrocknen der Krusten. Die Krusten können sich noch über 2 – 3 Wochen halten. Nabenbildung kommt vor.

Die Diagnose wird anhand des typischen Verlaufs und Erscheinungsbilds gestellt. Die Differenzierung zu einer Herpes-simplex-Infektion erfolgt über immunzytologischen Virusnachweis im Blasenabstrich.

Als Komplikation gefürchtet ist die postzosterische Neuralgie. Hierbei halten die Schmerzen im betroffenen Dermatom auch 6 Wochen nach dem Abheilen der Hautveränderungen noch an.

Zu beachten ist weiterhin die häufige Beteiligung der Augen bei Befall des N. ophthalmicus. Hier ist die augenärztliche Mitbehandlung selbstverständlich.

Bei Befall des Innenohrs kann es zusätzlich zu Schwindel und Hörminderung kommen.

Komplikationen wie Zosterenzephalitis, -pneumonie, -nephritis, -zystitis oder -cholezystitis treten nur selten auf und sind zur Behandlung entsprechenden Kliniken vorbehalten.

Während der Schwangerschaft sind keine Schädigungen des Kindes zu befürchten.

Ein generalisierter Befall der Haut weist auf eine schwere Immunsuppression hin. Hier ist nach der Ursache zu forschen.

Konventionelle Therapie

Die Therapie des Zosters erstreckt sich zunächst auf austrocknende Maßnahmen, z. B. mit Vioform-Zink-Schüttelmixtur. Nach Eintrocknen der Bläschen werden antiseptische oder antibiotische Salben zur Vorbeugung oder Behandlung von Sekundärinfektionen eingesetzt.

Bei schweren Infektionen oder Patienten mit Immunsuppression erfolgt eine Therapie mit Virustatika (Aciclovir, Valaciclovir, Brivudin, Famciclovir).

Bei ausgeprägter Schmerzsymptomatik wird mit einem Antikonvulsivum (Carbamazepin), insbesondere bei älteren Patienten auch mit Antidepressiva oder Neuroleptika behandelt.

Die postzosterische Neuralgie wird nach einem Stufenschema zunächst mit nicht steroidalen Analgetika, später mit schwach wirksamen oder auch stark wirksamen Opioiden behandelt. Diese Behandlung sollte in einer schmerztherapeutischen Ambulanz durchgeführt werden.

Möglichkeiten der homöopathischen Therapie

Die begleitende homöopathische Therapie eines Herpes zoster ist eine sehr dankbare Aufgabe. Der Patient verliert sehr schnell Schmerzen und Juckreiz, die Hautveränderungen trocknen wesentlich schneller ein und die Neuralgie bleibt erfahrungsgemäß aus.

Homöopathische Behandlung

Die Repertorisation des Herpes zoster ist relativ einfach, da Herpes zoster als Rubrik gefunden wird.

- Herpes zoster thorakal: Brust – Hautausschläge – Herpes – Zoster (5 Mittel)
- Herpes zoster des Rückens: Rücken – Hautausschläge – Herpes – Zoster (4 Mittel)

Bewertung

Zur Behandlung des Herpes zoster der **Brust** ist Rhus toxicodendron, 2-wertig, das häufigste Mittel. Es kann gegeben werden als 1 Globulus sofort, 1 Globulus gelöst in 100 ml Aqua in einer Flasche, davon abends 1 Teelöffel nach vorherigem 20-maligem Aufklopfen der Flasche.

Zur Therapie im Bereich des **Rückens** eignet sich Mercurius solubilis, 2-wertig, gegeben als C 1000 (2 Globuli).

Häufige homöopathische Arzneimittel

Mercurius solubilis. Verwandelt gesunde Zellen in verfallende, entzündete Trümmer. Ruft Anämie hervor. Befall des Lymphdrüsensystems mit allen Häuten und Drüsen, inneren Organen, Knochen usw. Geschwüre um Mund und Hals. Ausschläge und Ulzeration in Mund und Hals. Blasen. Zittern überall. Verschlechterung nachts, durch Bettwärme und Schwitzen. Im Bereich des Kopfes Bandgefühl, einseitige, reißende Schmerzen. Starke Hitze im Kopf. Stechen, Brennen, übel riechender Ausschlag auf der Kopfhaut. Die Haut ist fast dauernd feucht.

Rhus toxicodendron. Wirkungen auf die Haut, rheumatische Schmerzen, Schleimhautbeschwerden. Deutliche Beeinflussung des Bindegewebes, der Gelenke, der Sehnen und Sehnenscheiden usw. Bewirkt Schmerzen und Steifheit. Schmerzen, als ob etwas auseinandergerissen würde. Bewegung bessert. Extreme Unruhe mit dauernder Lageänderung. Empfindliche Kopfhaut. Verschlechterung auf der aufliegenden Seite. Schmerzhaft bei Berührung. Feuchter Ausschlag auf der Kopfhaut, stark juckend. Bläschenbildung, Herpes. Drüsenschwellung. Brennende, ekzemartige Ausschläge.

Ergänzende Maßnahmen

Eine gründliche Fokussuche und Behandlung der Auslöser der Erkrankung sind notwendig. Wichtig sind weiterhin Sonnenschutz, Stressreduktion und Schonen. In vielen Fällen hat es sich bei Zostererkrankung bewährt, die Wirbelsäule im Bereich des entsprechenden Segments chiropraktisch oder osteopathisch behandeln zu lassen.

Die zusätzliche Gabe von Thiaminnitrat und Pyridoxin-HCl oral hat sich bei Neuralgien als heilend erwiesen.

Schließlich sollte auf die Möglichkeiten der Akupunktur bei Zosterneuralgie hingewiesen werden.

16 Hordeolum

Einleitung

Synonym: Gerstenkorn.

Beim Hordeolum (▶ **Abb. 16.1**) handelt es sich um eine zumeist durch Staphylococcus aureus verursachte Follikulitis mit Perifollikulitis im Bereich der Augenwimpern. Das Hordeolum wird im deutschen Sprachgebrauch als Gerstenkorn bezeichnet. Es kommt recht häufig vor.

Medizinische Diagnostik

Durch Schmierinfektion von Eitererregern entsteht im Bereich der Augenwimpern an einem Follikel ein schmerzhaftes und entzündlich-gerötetes Knötchen, das sich nach einiger Zeit in eine Pustel umwandelt. Bei Reife folgt die Entleerung und Abheilung in wenigen Tagen. In einigen Fällen kommt es zu chronisch rezidivierenden Verläufen. Betroffen sind häufig Patienten mit atopischem Ekzem oder anderen ekzematösen Erkrankungen im Bereich der Lider, da das Reiben in diesem Bereich die Infektion begünstigt.

Differenzialdiagnosen sind Chalazion, Follikulitis und Talgdrüsentumor am Lid.

Im Zweifelsfall sichert die Histologie die Diagnose.

Konventionelle Therapie

Die Therapie besteht in topischer antibiotischer Therapie. Unter Umständen ist die Spaltung des Hordeolums zu erwägen.

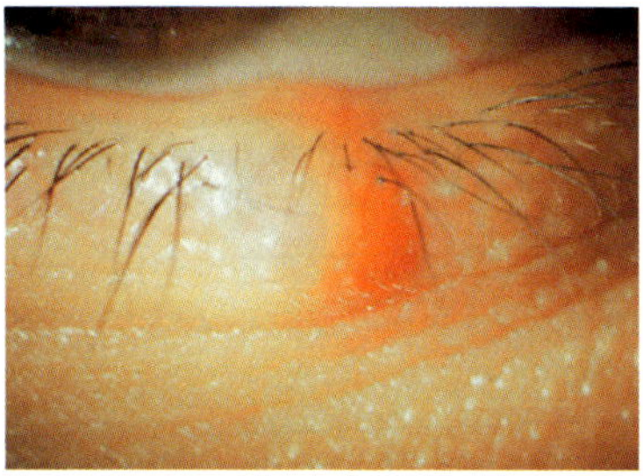

▶ **Abb. 16.1** Hordeolum (Schlote et al. 2004).

Möglichkeiten der homöopathischen Therapie

Da es sich bei Hordeola um einen sehr ansteckenden bakteriellen Infekt handelt, wage ich es nicht, ohne zusätzliche externe schulmedizinische Therapie zu behandeln. Nichtsdestotrotz sind die Gerstenkörner ein sehr dankbares homöopathisches Feld. Die Repertorisation ist einfach und die Abheilung stellt sich normalerweise prompt ein.

Homöopathische Behandlung

Die Repertorisation der Gerstenkörner richtet sich nach der Lokalisation. Es finden sich folgende sehr brauchbare Rubriken:

- Augen – Lider und Augenbrauen – Gerstenkörner – linkes Auge (7 Mittel)
- Augen – Lider und Augenbrauen – Gerstenkörner – rechtes Auge (4 Mittel)
- Augen – Lider und Augenbrauen – Gerstenkörner – Oberlid (7 Mittel)
- Augen – Lider und Augenbrauen – Gerstenkörner – Unterlid (11 Mittel)

Bewertung

Im Bereich des **linken Auges** ist Sulfur, 1-wertig, das am häufigsten gegebene Mittel. Normalerweise reicht eine Einmalgabe von Sulfur C 200 (2 Globuli).

Am **rechten Auge** ist Natrium muriaticum, 2-wertig, gegeben als C 200 (2 Globuli), das beste Mittel.

Bei Hordeola des **Oberlids** wirkt Pulsatilla, 3-wertig, verabreicht ebenfalls als C 200 (2 Globuli), hervorragend.

Im Bereich der **Unterlider** ist Senega, 1-wertig, gegeben als C 30 (2 Globuli), das bemerkenswerteste Mittel.

Häufige homöopathische Arzneimittel

Natrium muriaticum. Große Schwäche, vor allem morgens im Bett. Kälte. Abmagerung. Trockene Schleimhäute. Müdigkeit. Böse Folgen von Kummer. Augenlider schwer. Augenmuskeln schwach und steif. Versagen der Augen beim Lesen oder Schreiben. Einschnürung des Tränenkanals mit Eiterung. Brennender, scharfer Tränenfluss. Lider geschwollen. Augen erscheinen feucht von Tränen.

Pulsatilla pratensis. Wechselnd, widersprüchlich. Frischluft bessert. Absonderungen dick, milde und gelblich-grünlich. Launisch und fröstelnd. Dickliche, reichliche, gelbe, milde Absonderungen der Augen. Jucken und Brennen in den Augen. Reichlicher Tränenfluss und Schleimabsonderung. Lider entzündet, verklebt. Gerstenkörner. Adern des Augengrunds stark erweitert. Subakute Konjunktivitis mit Dyspepsie.

Senega. Katarrhalische Symptome, besonders der Atemwege. Deutliche Augensymptome mit Lähmungscharakter. Lider trocken und verkrustet. Trockenheit mit dem Gefühl, als ob die Augen zu groß für die Augenhöhlen wären. Starren. Tränenfluss. Zittern. Häufiges Augenwischen. Gegenstände sehen schattig aus. Muskuläre Astenopie. Doppeltsehen. Beugen des Kopfes nach hinten bessert.

Sulfur. Ruft Hitze und Brennen mit Jucken der Haut hervor. Abneigung gegen Wasser, trocken, harte Haut. Rote Körperöffnungen. Schmutzig, unrein. Rezidivierende Beschwerden. Ausdünstungen im Allgemeinen übel riechend. Gesicht und Lippen sehr rot. Brennende, geschwürige Lidränder. Hitze und Brennen in den Augen.

Ergänzende Maßnahmen

Die Beobachtung lehrt, dass Hordeola häufig nach Einwirken von Zugluft, z. B. beim Autofahren mit offenem Fenster, entstehen. Personen, die zu Gerstenkörnern neigen, sollten sich daher vor Zugluft schützen und aus Schutzgründen häufig eine Sonnenbrille tragen. Auf die Ansteckungsmöglichkeit durch die eigenen Hände von einem Auge zum anderen sollte hingewiesen werden: Hände und Fingernägel sollten oft gereinigt werden.

17 Ichthyosen

Einleitung

Synonym: Fischschuppenkrankheit, Ichthyosis simplex, Ichthyosis vulgaris.

Ichthyosen (▸ **Abb. 17.1**) sind eine Gruppe von verschiedenen Hauterkrankungen, die durch eine typische Verhornungsstörung der Haut und durch Schuppenbildung gekennzeichnet sind (Fischschuppenkrankheit). Die Ichthyosen werden unterschieden in genetisch bedingte (primäre) und erworbene (sekundäre) Erkrankungen. Am häufigsten treten die **primären Ichthyosen** auf, die sich in der Regel bei Geburt oder innerhalb des ersten Lebensjahrs manifestieren. Die Symptomatik nimmt bis zur Pubertät zu und bessert sich danach oft wieder.

In dieser Gruppe ist die **Ichthyosis vulgaris** die am meisten verbreitete Form und die häufigste erbliche Hauterkrankung überhaupt. Sie tritt mit einer Häufigkeit von 1:1000 bis 1:250 auf und wird autosomal-dominant vererbt. Männer und Frauen sind gleich häufig betroffen.

Die **sekundären Ichthyosen** erscheinen klinisch ähnlich wie die Ichthyosis vulgaris, sind häufig aber verbunden mit starkem Juckreiz.

Medizinische Diagnostik

Klinisch zeigt sich bei der typischen Ichthyose eine trockene Haut mit einer unterschiedlich stark ausgeprägten, symmetrisch verteilten,

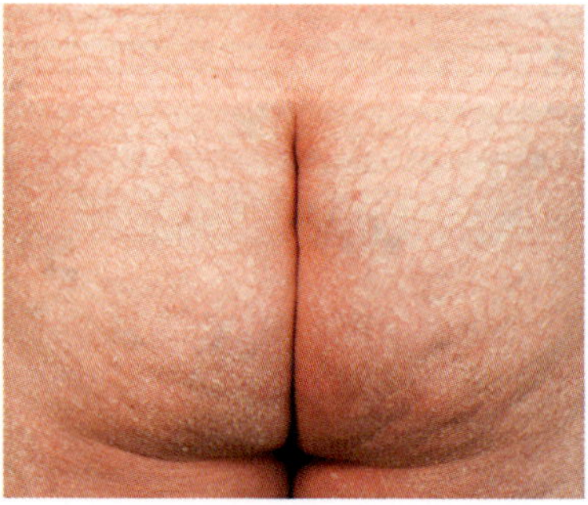

▸ **Abb. 17.1** Ichthyosis vulgaris (Röcken et al. 2010).

weißlichen Schuppung, vor allem an den Streckseiten der Extremitäten. Dabei bleiben jedoch die Beugen der großen Gelenke immer frei. Der Rumpf und die seitlichen Gesichtspartien können unterschiedlich stark betroffen sein. Die Schleimhäute sind nicht betroffen. An den Hand- und Fußflächen finden sich verstärkte Furchen (Ichthyosishand/Ichthyosisfuß). Im Bereich der Ellbogen und der Knie findet man häufig schwielenartige Hyperkeratosen. An den Oberschenkel- und Oberarmstreckseiten zeigt sich eine Keratosis pilaris.

In etwa 25 – 50 % der Fälle ist die Ichthyosis vulgaris mit einer atopischen Dermatitis assoziiert. In einigen Fällen kann die Ichthyose verbunden sein mit psychischen Störungen, Intelligenzdefekten, Anomalien an Augen, Ohren und Zähnen. Aufgrund des dominanten Erbgangs ist das Risiko für die Erkrankung häufig bereits vor der Geburt bekannt.

Diagnosestellung

Die Diagnose wird aufgrund der Symptomatik gestellt, die sich in der Regel während der ersten 3 Lebensjahre manifestiert. Besonders auffällig sind die freien Gelenkbeugen, das verstärkte Handfurchenrelief (Ichthyosishand) sowie die follikulären Hyperkeratosen. Die Hautveränderungen können jedoch auch so minimal ausgeprägt sein, dass sie klinisch kaum wahrnehmbar erscheinen.

Die Diagnose kann histologisch oder elektronenmikroskopisch gesichert werden. Besonders bei Manifestation der Erkrankung im höheren Lebensalter und bei starkem Juckreiz muss eine erworbene Ichthyose angenommen werden. Der Patient muss dann auf auslösende Faktoren, insbesondere auf ein Malignom hin, untersucht werden. Im Unterschied zu einigen anderen seltenen Formen der primären Ichthyosen besteht bei der Ichthyosis vulgaris bei Geburt noch keine Symptomatik.

Konventionelle Therapie

Die Behandlung der Ichthyosis vulgaris beschränkt sich im Wesentlichen auf Externa. Hierbei kommen harnstoff- und kochsalzhaltige Externa sowie Milchsäure, Salizylsäure und Balneotherapeutika zum Einsatz. In einigen Fällen wird eine abgeschwächte Tretinoin-(Vitamin-A-Säure)-Behandlung durchgeführt.

Möglichkeiten der homöopathischen Therapie

Obwohl es sich um eine genetisch bedingte Erkrankung handelt, lassen sich bei Kindern und Erwachsenen bei der leichten bis mittelschweren Ichthyosis vulgaris doch sehr schöne Besserungen im Verlauf einer Behandlung erzielen. Die homöopathische Behandlung verzichtet in solchen Fällen auf den gleichzeitigen Einsatz der Tretinoide.

Bei Säuglingen mit schwer ausgeprägter Ichthyose sollte zunächst eine sorgfältige Diagnostik in einer Universitätshautklinik erfolgen, da hier in Kombination andere genetisch vererbte körperliche Beschwerden vorliegen können. Diese sollten durch entsprechende Spezialisten behandelt werden. Auch beim Verdacht auf Intelligenzbeeinträchtigungen sollte man sich als Homöopath zurücknehmen und allenfalls ergänzend zur schulmedizinischen Behandlung aktiv werden. Bei der Behandlung lässt sich zunächst sehr gut ein Mittel aus einer kleinen Gruppe bewährter Mittel auswählen. Die Prognose bei einem solchen Vorgehen ist für eine genetisch determinierte Erkrankung erstaunlich gut.

Die homöopathische Behandlung muss immer durch entsprechende Externa begleitet werden, um Feuchtigkeit und Fett auszugleichen. Bei der homöopathischen Behandlung haben sich einige Mittel bewährt, mit denen man zunächst mit guter Aussicht auf Erfolg beginnen kann. Die Erfolge sind dann oft von länger anhaltender Dauer, während bei der konventionellen Therapie oft eine Verschlechterung nach Absetzen der Behandlung zu verzeichnen ist.

Eine Kombination der homöopathischen Behandlung mit harnstoff- und kochsalzhaltigen Externa, Milchsäure, Salizylsäure und Balneotherapeutika ist durchaus zu empfehlen. Eine Kombination mit Tretinoiden zeigte bisher keine positiven Effekte.

Homöopathische Behandlung

Im Folgenden werden die Möglichkeiten der Repertorisation dargestellt:

- Ichthyosis:
  - Hautausschläge – Schuppen, mit – Ichthyosis (21 Mittel)
  - Hautausschläge – Schuppen, mit – kleieartig (46 Mittel)

- Ichthyosis der Unterschenkel:
  - Hautausschläge – Unterschenkel – abblätternd (7 Mittel)
  - Hautausschläge – Unterschenkel – abschilfernd (5 Mittel)

Für die klassischen Ichthyosisfälle gibt es im Kent-Repertorium eine entsprechende Rubrik: „Haut – Hautausschläge – Schuppen“ mit der wichtigen Unterrubrik: „Ichthyosis“. Auch weniger ausgeprägte Fälle können mithilfe dieser Rubriken: „Schuppen“ und „kleieartig“ (für feinere Schuppen) behandelt werden. Bei kleinflächig auftretenden Schuppungen, z. B. an den Unterschenkeln, findet man im Repertorium auch entsprechende Rubriken (z. B. „Extremitäten – Hautausschläge – Unterschenkel – abblätternd, abschilfernd“ oder „Schuppen, stellenweise“). Diese Rubriken müssen dann zusammengenommen werden. Die allgemeine Rubrik im Kapitel Haut ist dabei immer zusätzlich zu denen der Lokalisationen zu berücksichtigen.

Bewertung

Häufige Mittel bei der Ichthyosis sind Arsenicum album, Arsenicum jodatum, Calcium phosphoricum, Calcium carbonicum, Phosphorus, eventuell auch Mercurius, Sulfur, Silicea und Sepia.

Mittelgabe

Die Behandlung erfolgt mit der C 200 als Einzelgabe, die zunächst über 4 – 6 Wochen wirken sollte. Bei vorheriger Behandlung mit Tretinoin sollte dieses zunächst abgesetzt werden. Um der üblichen Verschlechterung entgegenzuwirken, kann die Gabe von Sulfur als ausleitendem Mittel sinnvoll sein.

Häufige homöopathische Arzneimittel

Arsenicum album. Trockene oder nässende Ausschläge. Psoriasisforme, schuppige Hautausschläge. Trockene abschälende Haut.

Arsenicum jodatum. Deutliches Abblättern der Haut in großen Schuppen, eine raue, feuchte Oberfläche bleibt darunter zurück. Vergrößerte Drüsen. Juckreiz.

Calcium carbonicum. Ekzem mit Schorf wie Kreide. Nässen hinter den Ohren. Milchschorf.

Calcium phosphoricum. Blassgraue Hautfarbe.

Mercurius solubilis. Schwere Dermatitiden. Gelb färbender Schweiß. Schweiß vor allem nachts. Haut empfindlich gegen Kälte.

Phosphorus. Juckende, schorfige, aufspringende und sich abschälende Haut. Außerordentlich kitzelig bei Berührung. Kribbeln und Ameisenlaufen oder auch Gefühllosigkeit der Haut.

Psorinum. Trockene, unerträglich juckende Hautveränderungen. Teils borkige Hautausschläge.

Sepia succus. Psoriasisförmige schuppige Hautausschläge. Übel riechende Schweiße, insbesondere unter den Achseln.

Silicea terra. Neigung zu Eiterungen. Schlecht heilende Wunden und überschießende Narbenbildung.

Sulfur. Trockene Ekzeme. Rhagaden. Übel riechender Schweiß. Silberschmuck, der auf der Haut getragen wird, färbt sich schwarz.

Ergänzende Maßnahmen

Externa und Balneotherapeutika, die die Haut feucht halten und pflegen, sind auf jeden Fall als Unterstützung sinnvoll. Beispielsweise ist folgende Rezeptur zu empfehlen.

Rp.:

- Natrii chlorati 10,0
- Urea pur. 10,0
- Aquae dest. 20,0
- Ungt. Alcohol. Lan. Aquos. 100,0
- M.D.S. Harnstoff-Kochsalz-Salbe

Auch Vollbäder mit Totes-Meer-Salz (1 – 3% entsprechend 1 – 3 kg je Vollbad) und Badeöle (z. B. Balmandol, Balneum Hermal F, Linola-Fett-Ölbad) sind sinnvoll.

Aufgrund einer geschwächten Widerstandsfähigkeit der Hornschicht der Haut und der Atopieassoziation sind Ichthyosispatienten besonders empfindlich gegen Waschungen und kontaktsensibilisierende Stoffe. Patienten müssen daher entsprechend beraten werden, um diese Faktoren, die zu einem kumulativ-toxischen Ekzem (Eczema ichthyotica) führen können, zu meiden bzw. sich davor zu schützen.

Eine ausgeprägte Ichthyose ist aufgrund des Erscheinungsbilds naturgemäß mit einer starken Belastung der Psyche verbunden. Eine unterstützende psychotherapeutische Behandlung ist in vielen Fällen anzuraten.

18 Lichen ruber planus

Einleitung

Synonym: Knötchenflechte.

Lichen ruber planus (▸ **Abb. 18.1**) ist eine entzündliche, mit flachen Papeln verbundene Dermatose, die meistens mit Juckreiz verbunden ist. Im Bereich der Wangenschleimhaut finden sich netzförmige Streifen. Die Krankheit ist nicht ansteckend. Als Ursache werden Autoimmunreaktionen auf der Ebene der Basalzellen diskutiert. Häufig findet sich eine Assoziation mit Virushepatitiden.

Lichen ruber planus zählt zu den recht häufigen dermatologischen Erkrankungen. In dermatologischen Kliniken soll 1 % aller Patienten an Lichen ruber planus erkrankt sein. Mehr als 2 Drittel der Patienten ist zwischen 30 und 60 Jahren alt. Frauen und Männer sind gleich häufig betroffen.

Medizinische Diagnostik

Im Bereich der Prädilektionsstellen Handgelenkbeugeseiten, Sakralregion, Knöchel und Vorderseite der Unterschenkel erscheinen zunächst stecknadel- bis reiskorngroße, sehr typische, polygonal begrenzte Papeln. Diese sind an der Oberfläche plan und spiegeln im Gegenlicht (lichenoider Glanz). Durch Ansammlung von Papeln ergibt sich ein lichenoides Bild (flechtenartig). Die Farbe entwickelt sich von entzündlich-rot nach einigen Wochen zu einem typischen, violettrötlichen

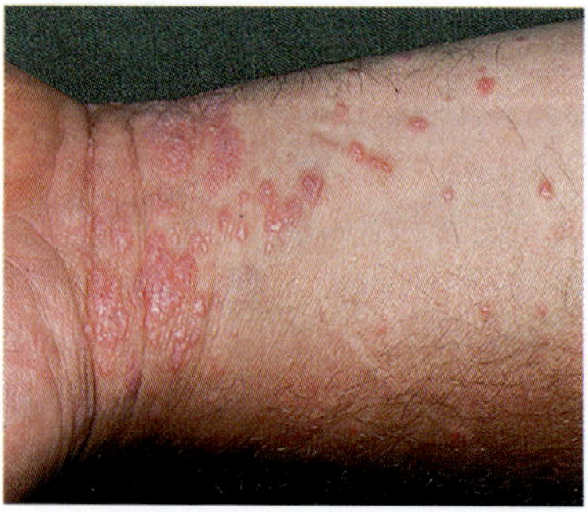

▸ **Abb. 18.1** Lichen ruber planus (Moll 2010).

Farbton. Dermatoskopisch findet man eine typische, feine, milchigweiße Netzzeichnung (Wickham-Phänomen). Die Patienten neigen wegen des häufig vorhandenen Juckreizes und der Schmerzhaftigkeit des Kratzens zum Reiben der Haut, wodurch neue Lichen-planus-Effloreszenzen erzeugt werden können (isomorphe Reaktion oder Köbner-Phänomen). Im Bereich der Mundschleimhaut findet man an den Wangen eine weißliche, netzartige Streifung. Auch im Bereich der Glans penis und des Introitus vaginae kann eine netzartige Streifung zu finden sein.

Die unterschiedliche Lokalisation, die Ausprägung und die Anordnung der Papeln führen zu einer großen Anzahl an Lichen-ruber-planus-Formen, deren gesonderte Behandlung den Rahmen dieses Buches sprengen würde.

In den meisten Fällen kommt es nach einer Zeit von 1 – 2 Jahren auch ohne Therapie zu einer Abheilung. Bei 10 – 20% der Patienten ergibt sich ein chronisch-rezidivierender Verlauf.

Diagnosestellung

Die Diagnose wird anhand des typischen klinischen Bildes gestellt und kann histologisch gesichert werden.

Differenzialdiagnose

Als Differenzialdiagnose kommt erosiver Lichen ruber infrage. Bei Frauen ist an chronisches Genitalekzem zu denken, bei Männern an unspezifische Balanitis oder an Candidabalanitis.

Aufgrund des Zusammenhangs mit Virushepatitiden ist eine entsprechende Serologie zu veranlassen.

Konventionelle Therapie

Es ist keine sichere Therapie für den Lichen ruber planus bekannt. Topische Immunmodulatoren kommen infrage. Es werden Versuche mit UV-Bestrahlungen sowie Bade-PUVA im extragenitalen Bereich unternommen. Bei Frauen werden im Genitalbereich lokal östrogenhaltige Externa, Kortison oder Immunmodulatoren angewendet. Bei Männern kommt die Zirkumzision infrage.

Im Bereich der Schleimhäute werden Behandlungen mit Retinoid, Isotretinoin und eventuell Cyclosporin A versucht.

Möglichkeiten der homöopathischen Therapie

In Kombination mit schulmedizinischer externer Therapie, wie z. B. Tacrolimus oder Pimecrolimus, die normalerweise allein angewendet nicht zum Erfolg führen, heilt der Lichen ruber planus unter homöopathischer Behandlung sehr gut ab. Eine eventuelle Entstehung durch Amalgam- und/oder Quecksilberbelastung sollte bei der Repertorisation beachtet werden.

Homöopathische Behandlung

Die Therapie der Erkrankung richtet sich nach den Prädilektionsstellen.

- Handgelenk: Extremitäten – Hautausschläge – Handgelenk – Erhöhungen (1 Mittel)
- Sakralregion: Rücken – Hautausschläge – Lumbalregion (8 Mittel)
- Knöchelregion: Extremitäten – Hautausschläge – Knöchel – rot (3 Mittel)
- Unterschenkel: Extremitäten – Hautausschläge – Unterschenkel – Knötchen (2 Mittel)

Bewertung

Beim Lichen ruber planus im Bereich der **Handgelenke** hat sich Mercurius, 1-wertig, gegeben in einer Einmaldosierung C 200 (2 Globuli), sehr bewährt.

Zur Behandlung der **Sakralregion** ist das hilfreichste Mittel Calcium carbonicum, 1-wertig, gegeben in C 1000 (2 Globuli).

Zur Behandlung des Lichen ruber planus der **Knöchelregion** ist Sarsaparilla, 1-wertig, gegeben als C 1000 (2 Globuli), ein bemerkenswertes Medikament.

Auch bei der Therapie mit Hautveränderungen im Bereich der **Unterschenkel** ist Mercurius, 2-wertig, gegeben als C 1000 (2 Globuli), ein hervorragendes Mittel.

Häufige homöopathische Arzneimittel

Calcium carbonicum. Verlangsamung der Nutrition. Erschöpfungszustand, geistig oder psychisch, wegen Überarbeitung. Abszesse in den tiefen Muskeln. Polypen und Exostosen. Schwäche im Kreuz. Kalte, feuchte Füße. Fußsohlen rau. Haut ist ungesund. Leicht ulzerierend, schlaff. Kleine Wunden wollen nicht heilen. Drüsen geschwollen. Nesselsucht. Warzen im Gesicht und an den Händen. Petechiale Ausschläge. Frostbeulen. Furunkel.

Mercurius solubilis. Beteiligung der Drüsen. Verschlechterung beim Schwitzen. Zittern. Haut fast dauernd feucht. Stinkender, klebriger Schweiß. Blasenausschläge und Pusteln. Geschwüre. Stippen um den Hautausschlag herum. Jucken. Verschlechterung durch Bettwärme. Milchschorf. Gelbbraune Krusten. Eiterung.

Sarsaparilla officinalis. Ausschläge nach heißem Wetter und Impfungen. Furunkel und Ekzem. Kopfhaut empfindlich. Ausschlag auf Gesicht und Oberlippe. Feuchter Ausschlag auf der Kopfhaut. Milchschorf im Gesicht beginnend. Die Haut ist abgemagert, eingeschrumpft, in Falten, trocken, schlaff. Herpesartiger Ausschlag. Ulzera. Gesichtsröte durch frische Luft. Die Haut ist trocken und juckend. Verkrustet, Schrunden, Risse an Händen und Füßen. Die Haut ist verhärtet. Brennen an den Seiten von Fingern und Zehen. Gefühl des Schneidens unter den Nägeln. Knochenschmerzen. Flechte an den Händen. Ulzeration an den Fingerspitzen. Rheumatische Schmerzen.

Ergänzende Maßnahmen

Auch bei dieser Hauterkrankung ist die Suche nach den Foci sinnvoll. Wie oben erwähnt, findet sich häufig eine Quecksilberbelastung durch alte Amalgamplomben. Entfernung der Plomben mit homöopathischer Ausleitung führt in diesen Fällen schnell zum Erfolg.

19 Lupus erythematodes (LE)

Einleitung

Synonym: Lupus erythematosus.

Der Lupus erythematodes ist eine seltene Autoimmunerkrankung, die die Haut oder auch andere Organsysteme betreffen kann. Auf der Basis einer genetischen Disposition führen exogene Faktoren wie Sonnenlicht, Infektionen, Stress, Kälte oder Medikamente zum Auftreten der Symptome. Der Verlauf kann sowohl akut als auch chronisch sein.

Innerhalb des Lupus erythematodes werden 3 Untergruppen unterschieden:

- Der chronisch kutane LE zeichnet sich durch einen überwiegenden Befall der Haut aus.
- Beim subakut kutanen LE findet sich neben dem überwiegenden Befall der Haut auch eine leichte systemische Beteiligung.
- Überwiegt die systemische Beteiligung spricht man vom systemischen Lupus erythematodes (SLE; ▸ **Abb. 19.1**).

Die Erkrankung beginnt in der Regel bei jungen Erwachsenen im Alter zwischen 20 und 40 Jahren. Frauen sind im Verhältnis von 3:1 bis 3:2 häufiger betroffen.

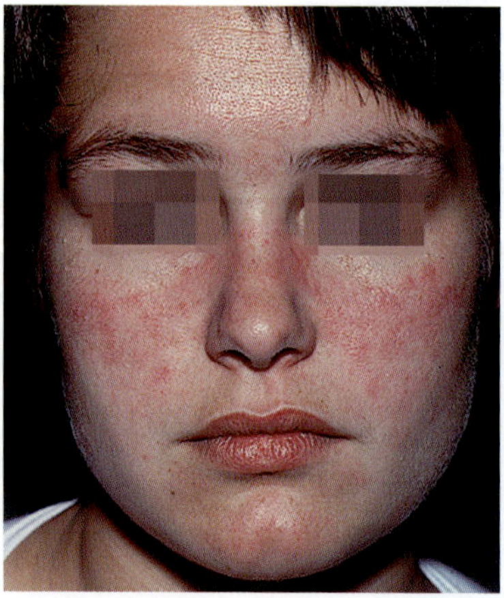

▸ **Abb. 19.1** Systemischer Lupus erythematodes, schmetterlingsförmiges Erythem über Nase und Wangen (Moll 2010).

Medizinische Diagnostik

Diskoider Lupus erythematodes (DLE). Der diskoide Lupus erythematodes (Synonym: Lupus erythematodes chronicus, chronisch kutaner Lupus erythematodes) zeichnet sich durch chronische, meist im Gesicht und am Kopf, eventuell auch am Brustausschnitt auftretende, scharf begrenzte, scheibenförmige, entzündliche und hyperkeratotische Plaques aus, die erst nach längerer Zeit mit atrophischer Narbenbildung verheilen.

Disseminierter DLE. Sind auch der Stamm und/oder die Extremitäten betroffen, spricht man von einem disseminierten DLE. Typisch ist auch die Hyperästhesie der Haut. Die Erkrankung beginnt mit linsen- bis centgroßen, scharf begrenzten Erythemen, die nach außen hin wachsen und konfluieren können. In der Mitte finden sich weißgelbliche Keratosen. Während sich die Randbereiche weiter ausbreiten, blassen die Partien in der Mitte ab und heilen unter Atrophie der Haut. Dabei können fleckförmige De- oder Hyperpigmentierungen und Teleangiektasien auftreten. In schweren Fällen können besonders im Nasen- und Ohrbereich verunstaltende Narben entstehen.

Diagnosestellung

Die Diagnose wird über Hautbiopsie und Immunhistopathologie gestellt. Da ca. 15–20% der Patienten mit SLE einen DLE aufweisen, muss bei DLE immer anhand der vom American College of Rheumatology zusammengestellten Kriterien ein SLE ausgeschlossen werden.

Differenzialdiagnose

Differenzialdiagnostisch sollten Tinea faciei, Granuloma faciale, polymorphe Lichtdermatose, Tuberculosis cutis luposa, Psoriasis, Sarkoidose und Rosazea in Erwägung gezogen werden.

Konventionelle Therapie

Die konventionelle Therapie besteht in der Meidung der Provokationsfaktoren (Lichtschutz). Je nach Schwere der Erkrankung werden lokale und systemischen Steroide, Chloroquin, Retinoide oder DADPS eingesetzt. Auch Kryotherapie kommt bei hartnäckigen Keratosen zum Einsatz.

Möglichkeiten der homöopathischen Therapie

In Kombination vorrangig mit Lichtschutz ist der chronisch kutane Lupus erythematodes sehr gut homöopathisch therapierbar.

Homöopathische Behandlung

Die typischen Hautveränderungen des Lupus erythematodes lassen sich als genaue Beschreibung der Morphe nicht finden.

Im Folgenden sind die günstigsten Rubriken zur Repertorisation angegeben:

- Gesicht:
  - Gesicht – Hautausschläge – entzündete Flecke (44 Mittel)
  - Gesicht – Hautausschläge – Wangen (41 Mittel)
- Kopf:
  - Kopf – Hautausschlag – berührungsempfindlich, außerordentlich (3 Mittel)
  - Kopf – Hautausschlag – schmerzhaft (10 Mittel)
- Brust: Brust – Hautausschläge – Flecke, große, entzündliche (2 Mittel)

Bewertung

Beim Lupus erythematodes des **Gesichts** hat sich das Mittel Viola tricolor, 1-wertig, bewährt. Es kann gegeben werden zunächst als Einzelgabe in C200 (2 Globuli), dann weiter gelöst in 100 ml Wasser, über 3 Wochen ein Teelöffel der 20-mal aufgeklopften Lösung.

Weiterhin hat sich Rhus toxicodendron bewährt, zu finden in der Rubrik „Hautausschläge der Wangen“, 3-wertig, gegeben als C 1000 (2 Globuli).

Empfehlenswert ist bei passenden **Gemütssymptomen** Staphysagria, zu finden unter „Kopf –Hautausschlag – berührungsempfindlich“, 3-wertig, gegeben als Einzelgabe in C 1000 (2 Globuli).

Schließlich ist noch Sulfur zu nennen, zu finden unter der Rubrik „Hautausschlag – schmerzhaft“, 1-wertig, gegeben als C 1000 (2 Globuli).

Der Lupus erythematodes des **Brustausschnitts** ist gut zu therapieren mit Sarsaparilla C 1000 (2 Globuli), als Einzelgabe gegeben.

Häufige homöopathische Arzneimittel

Viola tricolor. Kopfhautekzem mit geschwollenen Drüsen. Gesicht heiß und schwitzend nach dem Essen. Impetigo. Unerträgliches Jucken. Ausschlag, besonders am Gesicht und am Kopf, mit Brennen, Jucken. Dicke Borken, die aufreißen und zähen, gelben Eiter hervortreten lassen. Sykose.

Rhus toxicodendron. Wirkungen auf die Haut, rheumatische Schmerzen, Schleimhautbeschwerden und typhusartige Fieber. Beeinflusst das Bindegewebe. Bewirkt Schmerzen und Steifheit. Postoperative Komplikationen. Schmerzen, als ob etwas auseinandergerissen würde. Bewegung bessert. Beschwerden von Anstrengung, Überheben, Nasswerden beim Schwitzen. Septikämie. Extreme Unruhe mit dauernder Lageänderung. Schwerer Kopf. Empfindliche Kopfhaut. Schmerzhaft bei Berührung. Feuchter Ausschlag auf der Kopfhaut, stark juckend. Kiefer knacken beim Kauen. Geschwollenes Gesicht. Erysipel. Wangenknochen berührungsempfindlich. Gesichtsneuralgie mit Frösteln. Milchschorf.

Staphysagria. Nervöse Beschwerden. Reizbarkeit. Erkrankungen des Urogenitaltrakts und der Haut. Wirkt auf Zähne und Periost der Alveolen. Böse Folgen von Ärger und Beleidigungen. Sexuelle Exzesse. Sehr empfindlich. Risswunden. Heftige, gewaltsame Wutausbrüche. Hypochondrisch, traurig. Sehr empfindlich. Betäubender Kopfschmerz, endet mit Gähnen. Gefühl von Quetschung im Hirn. Gefühl von Bleikugeln in der Stirn. Juckender Ausschlag über und hinter den Ohren. Ekzem an Kopf, Ohren, Gesicht und Körper. Dicke Borken, trocken, heftig juckend. Jucken wechselt den Ort nach Kratzen. Gestielte Feigwarzen. Arthritische Knoten. Entzündung der Finger und Zehen. Nachtschweiß.

Sulfur. Hitze, Brennen, Jucken. Trockene, harte Haut. Rote Körperöffnungen. Absonderungen und Ausdünstungen übel riechend. Selbstsüchtig. Hitze auf dem Scheitel. Schwere und Völle des Kopfes. Druck in den Schläfen. Klopfender Kopfschmerz. Tinea capitis. Kopfhaut trocken, Haarausfall. Kratzen verursacht Brennen. Die Haut ist trocken, schuppig, ungesund. Jede kleine Verletzung eitert. Pickeliger Ausschlag, Pusteln, Rhagaden, Nietnägel. Aufgekratzte Falten. Hautleiden nach lokaler Medikation. Verschlechterung durch Wärme.

Sarsaparilla officinalis. Marasmus. Ausschläge nach heißem Wetter und Impfungen, Furunkel und Ekzem. Niedergeschlagen, empfindlich, leicht beleidigt, launisch, schweigsam. Ausschlag auf Gesicht und Oberlippe. Feuchter Ausschlag auf der Kopfhaut. Milchschorf im Gesicht beginnend. Die Haut ist abgemagert, eingeschrumpft, liegt in Falten. Die Haut ist trocken, schlaff, rissig an den Händen und den Füßen und verhärtet. Paralytische, reißende Schmerzen der Extremitäten. Rheumatismus, Knochenschmerzen. Brennen unter den Nägeln. Flechte unter den Nägeln.

Ergänzende Maßnahmen

Hier kann nur nochmals „Sonnenschutz" als wichtigste Maßnahme genannt werden.

20 Malignes Melanom

Cave

Es muss selbstverständlich sein, dass maligne Melanome im Gesunden exzidiert werden müssen. Danach erfolgt die schulmedizinische Nachbehandlung.
Nur unter dieser Voraussetzung kann die Homöopathie als begleitende Maßnehme eingesetzt werden.

Einleitung

Das maligne Melanom ist ein bösartiger Tumor, der sich aus den Melanozyten entwickelt. In der Regel ist er tiefbraun bis bräunlich schwarz pigmentiert. Es existieren jedoch auch unpigmentierte, d. h. amelanotische Formen. Das Melanom entsteht überwiegend durch Lichtexposition bei hellhäutigen Personen. Bei dunkelhäutigen Personen sind maligne Melanome sehr selten. Das Lebenszeitrisiko, an einem malignen Melanom zu erkranken, liegt bei ca. 1:75, bei Australiern bei ca. 1:25. Die Erkrankungshäufigkeit verdoppelt sich derzeit bei hellhäutigen Menschen alle 10 – 15 Jahre.

Frauen sind im Verhältnis 1:1,5 häufiger betroffen als Männer. Mit zunehmendem Alter erhöht sich das Risiko, an einem Melanom zu erkranken. Als Risikofaktoren gelten massive Sonnenbelastung mit Sonnenbränden in der Kindheit, heller Hauttyp, hohe Anzahl an melanozytären Nävi (Leberflecke oder Muttermale), atypische melanozytäre Nävi, genetische Disposition, Immunsuppression.

Bei etwa 30% der Patienten entwickelt sich das Melanom auf der Basis eines pigmentierten Leberflecks. Bei mehr als 50% entwickelt sich das Melanom auf klinisch normaler Haut. Grundsätzlich metastasieren maligne Melanome sehr leicht und die Prognose bei metastasiertem Melanom ist als ungünstig zu bezeichnen.

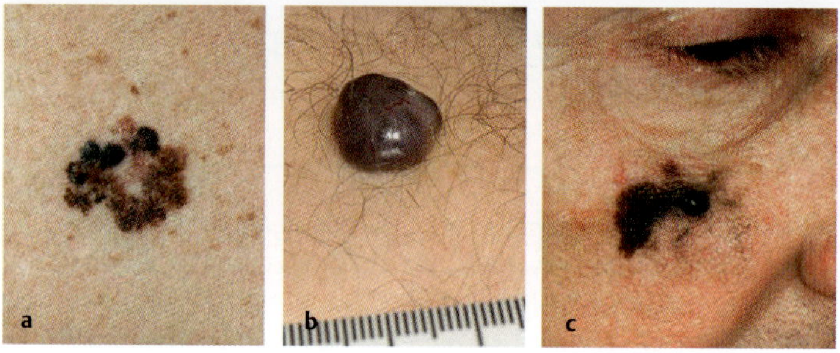

▸ **Abb. 20.1 a – c** Malignes Melanom. **a** Superfiziell-spreitend, **b** Nodulär, **c** Lentigo-maligna-Melanom (Moll 2010).

Medizinische Diagnostik

Beim malignen Melanom werden 4 Varianten unterschieden.

Superfiziell spreitendes Melanom. Die häufigste Form ist das superfiziell spreitende Melanom (▸ **Abb. 20.1a**). Es handelt sich dabei um einen Herd, der sich zunächst streng horizontal innerhalb der Epidermis ausbreitet und auf den ersten Blick hellbraun bis bräunlich schwarz erscheint, aber dabei insgesamt eine farbliche Scheckung mit grauen, bläulichen, rosa oder rötlichen Färbungen aufweist. Weißlich gefärbte Regressionszonen weisen bereits auf ein invasives, vertikales Wachstum hin, ebenso wie Papeln, Knoten oder Knötchen bzw. warzenförmige, höckrige Erscheinungen. Das superfiziell spreitende Melanom findet sich bei Männern bevorzugt am Rumpf, bei Frauen zumeist an den Unterschenkeln.

Noduläres Melanom. Das noduläre Melanom (▸ **Abb. 20.1b**) entwickelt sich bereits nach relativ kurzer Zeit zu einem Knoten oder zu einer nur flach über dem Hautniveau erhabenen Form. Die Oberfläche ist häufig gleichmäßig dunkelbraun bis bläulich schwarz gefärbt und kann auch recht klein sein (kleiner als 5 mm). Als **Differenzialdiagnose** kommen insbesondere pigmentierte seborrhoische Keratosen oder ein pigmentierter Morbus Bowen infrage.

Lentigo-maligna-Melanom. Das Lentigo-maligna-Melanom (▶ **Abb. 20.1c**) entwickelt sich meist langsam und über Jahre aus einer Lentigo maligna. Sie findet sich an chronisch der Sonne ausgesetzten Bereichen, bei Männern überwiegend im Bereich des Gesichts, bei Frauen vermehrt an den Unterschenkeln. Überwiegend werden hiervon Menschen über 60 Jahre betroffen. Das Lentigo-maligna-Melanom ist unregelmäßig pigmentiert und nicht gleichmäßig begrenzt. Als **Differenzialdiagnose** kommen insbesondere die aktinische Keratose oder eine Lentigo senilis infrage.

Akral-lentiginöses Melanom. Das akral-lentiginöse Melanom findet sich besonders im Bereich der Handinnenflächen und Fußsohlen sowie an Fingern und Zehen. Auch im Bereich der Finger- oder Zehennägel kann es angetroffen werden. Es sieht zunächst dem Lentigo-maligna-Melanom ähnlich. Mit Beginn des invasiven vertikalen Wachstums bildet sich ein Tumor, der im Bereich der Hände oder Füße durch mechanische Belastung leicht nässt oder blutet und zu einer randlichen Hornschicht neigt. Die **Differenzialdiagnosen** zum akral-lentiginösen Melanom sind andere Formen des malignen Melanoms, im Bereich der Nägel auch ein subunguales Hämatom oder ein Glomustumor.

Weitere Varianten. Neben den genannten Varianten werden noch unterschieden: das maligne Melanom der Schleimhäute, das anorektale Melanom, das amelanotische Melanom (ohne die typische Pigmentierung), das Aderhautmelanom im Auge, das okkulte Melanom ohne Primärtumor, bei dem der Primärtumor nach vollständiger Remission verschwunden ist und die Metastasen gefunden werden. Auch Melanome der inneren Organe und des ZNS sind möglich.

Diagnosestellung

Die Diagnose des malignen Melanoms erfolgt durch Dermatoskopie durch den Dermatologen sowie mittels histologischer Untersuchung nach Exzision.

Inzwischen spielt auch die Fotodokumentation zum Auffinden von Veränderungen der Haut eine gewisse Rolle.

Differenzialdiagnose

Die Differenzialdiagnose per Dermatoskop kann sich durch das vielfältige Bild, das ein malignes Melanom annehmen kann, schwierig gestalten. Infrage kommen pigmentierte Nävi und andere pigmentierte Veränderungen wie Verruca seborrhoica, Verrucae vulgares, Keratoakanthom, Dermatofibrom, Histiozytom und noch einige weitere Hautveränderungen. Im Zweifelsfall ist immer die Exzision und histologische Untersuchung angeraten.

Konventionelle Therapie

Die Therapie der Wahl ist die Exzision im Ganzen mit Sicherheitsabstand zum gesunden Gewebe. Je nach Tumordicke und histologischer Klassifikation werden weitergehende Untersuchungen zur Auffindung eventueller Metastasen durchgeführt.

Bei Metastasen des malignen Melanoms kommen die operative Entfernung, die Strahlentherapie, die Chemotherapie sowie Therapien mit Interleukin, auch in Kombination, zum Einsatz.

Möglichkeiten der homöopathischen Therapie

Selbstverständlich muss die Primärtherapie des malignen Melanoms schulmedizinisch erfolgen. Dies bezieht sich auf sämtliche Stadien. Eine ergänzende homöopathische Behandlung halte ich für sinnvoll, zumal bei dieser Erkrankung eine Besserung des Immunsystems und ein Vermindern der Risikofaktoren erzielt werden sollte.

Homöopathische Behandlung

Bei der Repertorisation beziehe ich mich lediglich auf dunkel pigmentierte Melanome, da diese den Hauptanteil der Erkrankungen ausmachen. Diese sind unter den farbigen Flecken zu finden:

- Malignes Melanom des Gesichts: Gesicht – Farbe – braun – Flecke (31 Mittel)
- Malignes Melanom des Unterschenkels: Extremitäten – Farbe – Unterschenkel – schwarz (2 Mittel)
- Malignes Melanom der Hände: Extremitäten – Farbe – Handteller – braune Flecke (3 Mittel)

- Malignes Melanom der Finger: Extremitäten – Farbe – Finger – schwarz (2 Mittel)
- Malignes Melanom der Zehen: Extremitäten – Farbe – Zehen – schwarz (4 Mittel)
- Malignes Melanom der Fingernägel:
  - Extremitäten – Farbe – Finger – Nägel – dunkel (2 Mittel)
  - Extremitäten – Farbe – Finger – schwarz (2 Mittel)
- Malignes Melanom der Zehennägel: Extremitäten – Farbe – Zehen, Verfärbung – Nägel (8 Mittel)

Bewertung

Als begleitende Therapie bei malignem Melanom des **Gesichts** eignet sich Thuja, 1-wertig, gegeben in einer Wirkstärke von C 1000 (2 Globuli) einmalig.

Bei malignen Melanomen im Bereich der **Unterschenkel** kommen die Mittel Thuja und Vipera, beide 1-wertig, jeweils gegeben in C 1000 (2 Globuli) als Einmalgabe, als die Schulmedizin unterstützende Medikamente infrage.

Auch beim malignen Melanom des **Handtellers** ist Thuja, 1-wertig, gegeben in C 1000 (2 Globuli), das bevorzugte Mittel.

Zur Begleitbehandlung von Melanomen der **Finger** eignen sich bei braunen Flecken vorrangig Antimonium tartaricum, 1-wertig, und bei schwarzen Flecken Vipera, 1-wertig, beide gegeben in der Potenz C 1000 (2 Globuli) als Einmalgabe.

Das vorrangige Mittel zur Begleittherapie des malignen Melanoms im Bereich der **Zehen** ist Solanum nigrum, 1-wertig, gegeben als C 1000 (2 Globuli).

Zur begleitenden Therapie des malignen Melanoms der **Fingernägel** eignet sich bei braunen Flecken Oxalicum acidum, 1-wertig, gegeben als C 1000 (2 Globuli), sowie bei schwarzen Flecken Graphites, 2-wertig, gegeben ebenfalls in C 1000 (2 Globuli), beide als Einmalgaben.

Bei der Therapie der **Zehennägel** wäre Silicea, 2-wertig, gegeben als C 1000 (2 Globuli), das geeignete Mittel.

Häufige homöopathische Arzneimittel

Antimonium tartaricum. Schleimrasseln mit geringem Auswurf. Viel Benommenheit, Schwäche, Schweiß. Frösteln, Kontrakturen und Muskelschmerzen. Gesicht blass, bedeckt mit kaltem Schweiß. Unaufhörliches Zittern von Kinn und Unterkiefer. Heftiger Schmerz in der Sakrolumbalregion. Gefühl eines schweren Gewichts am Steißbein, das dauernd nach unten zerrt. Pustulärer Ausschlag, der blaurote Flecken zurücklässt. Warzen.

Graphites naturalis. Beleibte Patienten mit heller Gesichtsfarbe. Neigung zur Hautaffektion und Verstopfung. Fett, fröstelnd, hartleibig. Beseitigt Erysipeltendenz. Im Gesicht Spinnwebgefühl, feuchtes Ekzem um den Mund und das Kinn. Schmerz im Kreuz mit großer Schwäche. Wundreiben zwischen den Oberschenkeln. Linke Hand taub, Arme wie eingeschlafen. Fingernägel dick, schwarz und rau, entzündete Matrix. Nägel deformiert, schmerzhaft, wund, dick und verkrüppelt. Risse und Rissigkeit der Fingerspitzen. Übel riechender Fußschweiß. Die Haut ist rau, hart und trocken. Frühstadium von Keloiden und Fibromen. Stippen und Akne. Ausschläge mit Absonderung klebriger Flüssigkeit. Ungesunde Haut, jede kleine Verletzung eitert. Fettgeschwulst. Risse in den Brustwarzen, am Mund, zwischen den Zehen, am Anus.

Oxalicum acidum. Schmerzen sehr heftig an den beschriebenen Stellen. Darandenken verschlechtert. Periodische Remission. Linksseitiger Rheumatismus. Neurasthenie. Extremitäten taub, schwach, vibrierend. Schmerzen gehen von der Wirbelsäule aus und strahlen in die Extremitäten. Lanzinierende Schmerzen. Rückenschmerz. Muskelschwäche. Handgelenk schmerzhaft wie verstaucht. Haut empfindlich, Schmerzen, allgemeine Schmerzhaftigkeit. Fleckig, marmorartig gefärbt an umschriebenen Stellen. Schwitzt leicht.

Silicea terra. Impfschäden, Eiterungen. Haut rissig am Rand der Lippen. Ausschlag am Kinn. Ischialgie, Schmerzen durch Hüften, Beine und Füße. Krämpfe in den Waden und den Sohlen. Kraftlosigkeit in den Beinen. Zittern der Hände bei Gebrauch. Veränderungen an den Fingernägeln, besonders bei weißen Flecken auf den Nägeln. Einwachsen der Zehennägel. Eisig kalte, schweißige Füße. Körperteile, auf denen man liegt, schlafen ein. Übel riechender Schweiß an den Füßen, den Händen und unter den Achseln. Schmerzen unter den Zehen. Schmerzhaftigkeit in den Füßen. Nagelbetteiterungen, Abszesse, Furunkel, alte Fistelgeschwüre. Narben werden plötzlich schmerzhaft. Fördert das Abstoßen von Fremdkörpern aus dem Gewebe. Verkrüppelte Fingernägel. Verhärtete Tumoren. Keloide.

Solanum nigrum. Meningitis. Ameisenlaufen mit Kontraktion der Extremitäten. Ruhelosigkeit von heftiger, konvulsiver Art.

Thuja occidentalis. Böse Impffolgen. Rasche Erschöpfung und Abmagerung. Polypen, Knötchen, Warzen, Epitheliome, Nävi, Karbunkel, Geschwüre. Sommersprossen und Flecken. Trockene Haut mit braunen Flecken. Gürtelrose, Herpes. Braune Flecken auf Händen und Armen.

Vipera berus. Gefühl des Berstens. Lebervergrößerung. Gesicht stark geschwollen. Patient muss seine Glieder hochhalten. Wenn er sie herabhängen lässt, scheinen sie bersten zu wollen und der Schmerz ist unerträglich. Varizen. Livide Haut schält sich in großen Fetzen. Lymphangiom, Furunkel, Karbunkel.

Ergänzende Maßnahmen

Korrekterweise geht hier die schulmedizinisch weitreichende und regelmäßige Diagnostik und Therapie voran und die Homöopathie kann eine ergänzende Maßnahme darstellen.

21 Mollusca contagiosa

Einleitung

Synonym: Dellwarzen, Epithelioma contagiosum, Epithelioma molluscum.

Mollusca contagiosa (▸ **Abb. 21.1**) ist eine Hauterkrankung, die durch das Molluscum-contagiosum-Virus ausgelöst wird. Im deutschen Sprachgebrauch ist der Name Dellwarzen gebräuchlich. Mollusca contagiosa kommen besonders häufig bei Kindern, seltener bei deren Verwandten sowie bei Patienten mit atopischer Dermatitis oder HIV-Infektion bzw. Immunsuppression vor. Die Infektion erfolgt durch Kontakt.

Medizinische Diagnostik

An der Haut zeigen sich meist in gruppierter oder linearer Anordnung multiple 1 – 5 mm große, gelegentlich gestielte, derbe Papeln mit zentraler Delle. Die kleinsten Dellwarzen sind milienartig und noch ohne Delle. Bevorzugt betroffen sind Gesicht, Glutäal- und Genitalregion sowie die kranialen Extremitäten und die Achseln. Bei seitlichem Druck auf die Papel entleert sich eine fettige, weißliche Masse. Durch Kratzen kann der Befall auf der Haut weiter verbreitet werden.

Diagnosestellung

Die Diagnose erfolgt durch das typische klinische Bild. Im Zweifelsfall sichert die Histologie den Befund.

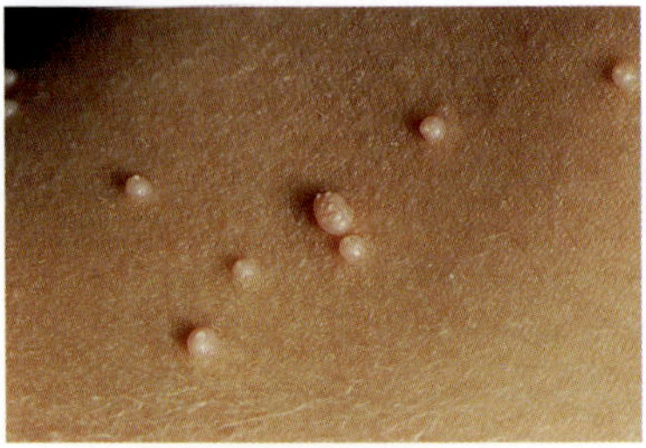

▸ **Abb. 21.1** Mollusca contagiosa mit typischen Molluscum-Körperchen in der Kuppel der Papeln (Moll 2010).

Differenzialdiagnose

Als Differenzialdiagnose kommen Milien oder Verrucae vulgares infrage.

Konventionelle Therapie

Die Therapie besteht bei immunkompetenten Personen und leichtem Befall in Abwarten auf Spontanheilung. Insbesondere bei Kindern mit atopischer Dermatitis ist der Heilungsverlauf aber häufig unbefriedigend, im Gegenteil, die Mollusca nehmen deutlich zu.

Bei einzelnen Mollusken kommt Abpflastern mit einem salizylhaltigen Pflaster infrage. Podophyllinlösung, Brenztraubensäure, 5-Fluorourazil, Trichloressigsäure oder Vitamin-A-Säure können topisch angewendet werden. Häufig werden sie auch unter Einwirkung von Lokalanästhetika abgetragen.

Bei großflächigem Befall werden alle Mollusken in Narkose mit scharfem Löffel oder Ringkürette entfernt.

> Der Kontakt infizierter Kinder mit gefährdeten Personen, wie z. B. Kindern mit atopischer Dermatitis, ist zu vermeiden. Aufgrund der Kontagiosität dürfen erkrankte Personen nicht ins Schwimmbad und sollten nicht am Sport teilnehmen.

Bei rezidivierendem Auftreten der Mollusken ist nach der Ansteckungsquelle zu suchen.

Möglichkeiten der homöopathischen Therapie

Mollusca contagiosa lassen sich hervorragend homöopathisch behandeln. Sogar ohne begleitende externe Therapie verschwinden die lästigen Hautveränderungen. Auffällig ist, dass vorrangig geimpfte Kinder unter Dellwarzen leiden.

Homöopathische Behandlung

Die Repertorisation bezieht sich auf die Lokalisation der Dellwarzen.

- Mollusca contagiosa des Gesichts: Gesicht – Haut – Warzen (9 Mittel)

- Mollusca contagiosa des Gesäßes: Extremitäten – Haut – Warzen – Gesäß (1 Mittel)
- Mollusca contagiosa der männlichen Genitalien:
  - Männliche Genitalien – Tumoren – Auswüchse der Hoden (1 Mittel)
  - Männliche Genitalien – Tumoren – Knötchen, harte, braune K. auf dem Scrotum (1 Mittel)
- Mollusca contagiosa der weiblichen Genitalien:
  - Weibliche Genitalien – Vagina, Absonderungen – Tumoren – Knötchen (1 Mittel)
  - Weibliche Genitalien – Äußere Genitalien und Vulva – Tumoren – Knötchen (4 Mittel)
- Mollusca contagiosa der Oberschenkel: Extremitäten – Haut – Warzen – Oberschenkel (1 Mittel)
- Mollusca contagiosa der Achsel: Brust – Haut – Tumoren – Achselhöhle (3 Mittel)

Bewertung

Zur Therapie der Mollusca contagiosa des **Gesichts** eignen sich Lycopodium, 1-wertig, und Thuja, 2-wertig, beide einmalig verabreicht in der Potenz C200 (2 Globuli). Weiterhin wird das Mittel in 100 ml Aqua in einer Glasflasche gelöst und vor jeder Einnahme 20-mal geklopft. Eingenommen wird je 1 Teelöffel über 3 Wochen vor dem Schlafen.

Dellwarzen treten am häufigsten am **Gesäß** von Kindern auf. Hierbei sollte an Impffolgen gedacht werden. Ein hervorragendes Mittel zur Therapie ist Conium, 1-wertig, gegeben als C1000 (2 Globuli).

Zur Therapie von Mollusca contagiosa des **männlichen Genitales** finden sich Baryta carbonica, 1-wertig, gegeben als C1000 (2 Globuli), sowie Nitricum acidum, 2-wertig, ebenfalls gegeben in C1000 (2 Globuli), zur Behandlung von Dellwarzen des Skrotums.

In der **Vagina** auftretende Mollusca contagiosa können mit Agaricus, 2-wertig, in der Potenz C1000 (2 Globuli), therapiert werden.

Die häufiger im **äußeren Genitalbereich** sowie der **Vulva** auftretenden Mollusca contagiosa können mit Mercurius sowie Phosphorus, beide 3-wertig, als Einmalgaben in C1000 (2 Globuli) behandelt werden.

An den **Oberschenkeln** treten bei Kindern ebenfalls häufig Warzen auf. Hier eignet sich Medorrhinum, 1-wertig, gegeben als C 1000 (2 Globuli), als wichtigstes Mittel.

Die häufig bei Kindern, aber auch bei immungestörten Erwachsenen auftretenden Mollusca contagiosa der **Achselhöhle** werden erfolgreich mit Baryta carbonica, 2-wertig, gegeben als C 1000 (2 Globuli), behandelt.

Häufige homöopathische Arzneimittel

Agaricus muscarius. Gefühl, als ob der Körper mit Eisnadeln durchstochen würde. Im Bereich der Genitalien schwere, nach unten ziehende Schmerzen, besonders nach der Menopause. Leukorrhö mit viel Juckreiz der weiblichen Genitalien.

Baryta carbonica. Besonders indiziert im Kleinkindalter und im Alter. Geschwollene Mandeln. Aneurysmen. Fettgeschwülste am Kopf. Das Gesicht ist blass und gedunsen. Spinnwebgefühl. Oberlippe geschwollen. Bei Männern verringerte Libido und vorzeitige Impotenz. Vergrößerte Prostata. Verhärtete Hoden. Geschwollene Drüsen zwischen Nacken und Hinterkopf. Stinkende Fußschweiße.

Conium maculatum. Aufsteigende Lähmung. Schwäche von Körper und Geist. Zittern. Bei Tumorbildung empfehlenswert. Wirkt auf das Drüsensystem. Extremitäten schwer, müde, gelähmt. Finger und Zehen taub. Muskelschwäche, besonders der unteren Extremitäten. Schwitzende Hände. Füße-auf-einen-Stuhl-Legen erleichtert Schmerzen. Drüsen vergrößert und verhärtet. Tumoren. Schweiß, sobald der Patient schläft.

Lycopodium clavatum. Atonie. Schlechte Ernährung. Symptome vorrangig der rechten Körperseite. Verlangt alles warm. Abmagerung. Präsenilität. Gesicht graugelb mit blauen Ringen um die Augen. Faltig, eingeschrumpft und abgemagert. Jucken. Die Haut ist ulzeriert. Abszesse unter der Haut. Nesselsucht. Akne. Chronisches Ekzem verbunden mit Harn-, Magen- und Leberstörungen. Die Haut blutet leicht, ist verdickt und verhärtet. Hochstehende Tumoren. Braune Flecken. Die Haut ist trocken und eingeschrumpft, besonders die der Handflächen. Das

Haar wird vorzeitig grau. Klebriger und übel riechender Schweiß. Psoriasis. Nävi.

Medorrhinum. Rheumatismus. Allgemeines Zittern. Ödeme der Glieder. Rückenschmerz mit brennender Hitze. Beine schwer und schmerzhaft die ganze Nacht. Kann die Beine nicht stillhalten. Fersen und Ballen empfindlich. Schmerzhaftigkeit der Sohlen. Die Haut ist gelb. Starkes und unaufhörliches Jucken. Feurig rote Nesselsucht am Anus bei Babys. Kupferfarbene Flecken. Brennt. Tumoren und krankhafte Wucherungen.

Mercurius solubilis. Befall der Drüsen. Blasen, Abszesse. Marasmus. Stomatitis oder nekrotisierende Entzündung. Zittern überall. Atem, Exkremente und Körper riechen faulig. Reichliche Menses mit Bauchschmerzen. Wundmachende Weißfluss, grünlich und blutig. Stechende Schmerzen in den Ovarien. Jucken und Brennen der weiblichen Genitalien. Die Haut ist fast dauernd feucht. Neigung zu reichlichen Schweiß. Bläschen, Ausschläge und Pusteln. Jucken der Haut.

Nitricum acidum. Auftreten von Symptomen an den Körperöffnungen, den Haut-Schleimhaut-Grenzen. Dort Schmerzen wie von Splittern. Stechende Schmerzen. Nach Missbrauch von Mercurius. Blasen und Ulzera im Mund, an der Zunge, an den Genitalien. Wundsein und Brennen in der Eichel und unter der Vorhaut. Ulzera der männlichen Genitalien mit Brennen und Stechen. Warzen, groß und rissig, bluten beim Waschen. Ulzera, die leicht bluten und zickzackartige Ränder haben. Überschießende Granulationen.

Phosphorus. Plötzlichkeit der Symptome. Fettige Degenerationen. Leichte Blutung aus dem Uterus in den Perioden. Menses zu früh und spärlich. Menses dauern zu lange an. Wunden bluten sehr stark.

Thuja occidentalis. Wirkt auf Haut, Blut, Magen-Darm-Kanal, Nieren und Gehirn. Beziehung zum Wachstum pathologischer Wucherungen. Kondylome, warzenartige Auswüchse, schwammige Tumoren. Feuchte, schleimige Knötchen. Psychotische Dysgrasie, deren wichtigste Erscheinung die Bildung warzenartiger Auswüchse auf der Schleimhaut und der Haut ist. Feigwarzen und Kondylome. Böse Impffolgen. Rasche Erschöpfung und Abmagerung. Linksseitiges Mittel. Die Haut zeigt Polypen, Knötchen, Warzen, Epitheliome, Nävi, Karbunkel und Geschwüre. Sommersprossen und Flecken. Ausschläge an bedeckten Körperstellen. Braune Flecken auf Händen und Armen.

Ergänzende Maßnahmen

Kinder kratzen häufig an Dellwarzen, was wiederum bakterielle Superinfektion begünstigt. Um diesem Vorzubeugen und gegen Juckreiz hat sich das begleitende Betupfen mit Betaisodonalösung bewährt.

22 Psoriasis vulgaris

Einleitung

Synonym: Schuppenflechte.

Die Psoriasis ist eine Autoimmunerkrankung der Haut, die chronisch rezidivierend und in Schüben auftritt. Die Hautveränderungen sind vorwiegend durch eine charakteristische, silbrig-glänzende Schuppenbildung und Juckreiz gekennzeichnet. Betroffen können wenige Herde, aber auch große Flächen bis hin zu nahezu dem gesamten Körper sein. Eine Beteiligung der Nägel und der Gelenke (Psoriasisarthropathie) ist ebenfalls häufig anzutreffen. Grundlage für die Erkrankung ist eine genetische Disposition. Triggerfaktoren sind Stress, Alkoholabusus, Rauchen und Laktoseintoleranz. Faktoren zur Exazerbation können Streptokokkeninfekte und Medikamente sein (Betablocker, Chloroquin, einige Kontrazeptiva, Lithium, Interferon und Gold). Hautschäden, vor allem Kratzen, fördern das Auftreten der Psoriasis.

Die Psoriasis ist eine der häufigsten Hauterkrankungen in Deutschland. Die Morbidität wird mit 1 – 3 % angegeben. Männer und Frauen sind dabei gleich häufig betroffen. Ein deutlicher Unterschied in Bezug auf die Häufigkeit des Auftretens findet sich bezüglich der Rassen. Im asiatischen Raum ist die Psoriasis weniger verbreitet, bei Schwarzen findet sie sich selten und bei den indianischen Völkern Amerikas ist sie praktisch unbekannt.

Zweidrittel der Fälle leiden an einer Typ-I-Psoriasis mit positiver Familienanamnese. Die Erkrankung folgt hierbei häufig einem Streptokokkeninfekt, neigt zum ausgedehnten Befall und zeigt Gelenkbeteiligung. Die Typ-II-Psoriasis manifestiert sich nach dem 40. Lebensjahr, zeigt keine positive Familienanamnese und tritt eher lokalisiert auf.

Medizinische Diagnostik

Das Bild ist zumeist geprägt durch erythematöse Plaques mit aufsitzender, nicht haftender, silbrig-weißer grober Schuppung (▶ **Abb. 22.1**). Wichtig sind die typischen Prädilektionsstellen der Psoriasis, nämlich Kapillitium, Ellbogen, Knie, Genitalregion und Analregion. Bei der exanthematischen Form sind diese Stellen meistens zusätzlich zur Verteilung über das gesamte Integument auch betroffen. Bei Nagelbeteiligung

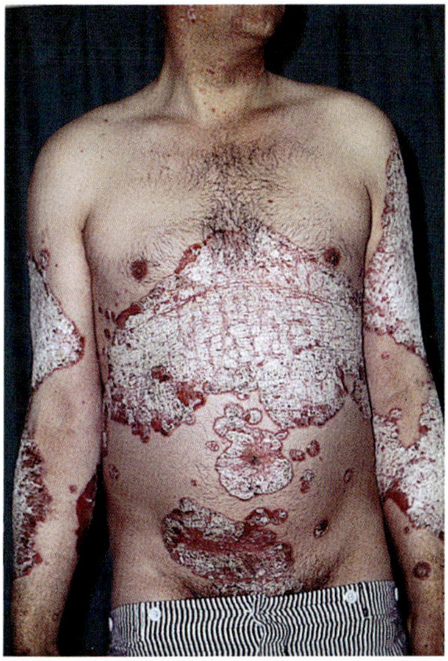

▸ **Abb. 22.1** Psoriasis geographica mit großflächigen, scharf begrenzten Psoriasisherden am Stamm und den Extremitäten mit Aussparung der Ellenbeugen (Moll 2010).

ist die Psoriasis erkennbar an den typischen „Ölflecken" der Nägel oder „Tüpfelnägeln" (trichterförmige Einziehung der Nagelmatrix). Im Lauf der Erkrankung tritt bei 20% der Patienten eine Psoriasis arthropathica auf, die meist vom peripheren und selten vom zentralen Typ ist. Beim peripheren Typ handelt es sich um entzündliche Finger- oder Zehengelenkveränderungen mit Schwellungen.

Der zentrale Typ führt zu Versteifung der Iliosakralgelenke und der Wirbelsäule. Eine Korrelation mit HLA-B27 ist deutlich, der Rheumafaktor negativ. Man unterscheidet disseminierte Psoriasisherde, die Punktgröße aufweisen (Psoriasis punctata), Herde mit Tropfengröße (Psoriasis guttata), Münzgröße (Psoriasis nummularis), große polyzyklisch begrenzte Herde (Psoriasis geographica) und die psoriatische Erythrodermie.

Diagnosestellung

Die Diagnose wird vom Dermatologen in der Regel als Blickdiagnose gestellt; sollte sich dies schwierig gestalten, kommt die Probebiopsie infrage.

Differenzialdiagnose

Differenzialdiagnostisch kommen andere Ekzeme und Erythrodermien, bei Gelenkveränderungen die primär chronische Polyarthritis bzw. beim zentralen Typ der Morbus Bechterew infrage.

Konventionelle Therapie

Die Therapie beginnt bei starker Schuppung mit Keratolyse, z. B. mit salizylsäurehaltiger Vaseline. Die Fettung erfolgt mit Ölbädern oder Harnstoffsalben. Die sich anschließende Lokaltherapie erfolgt zumeist mit Vitamin-D_3-Analoga, Dithranol, lokalen Retinoiden, Solebädern, UV-Bestrahlungen oder PUVA (Psoralen + UVA). Bei entzündlichen Stadien der Hautveränderungen wird kombiniert mit lokalen Glukokortikoiden oder lokalen Retinoiden.

Die systemische Therapie der Psoriasis vulgaris wird nur dann vom erfahrenen Arzt begonnen, wenn Lokaltherapie und Phototherapie nicht zu deutlicher Besserung führen. In Betracht kommen die Behandlung mit Fumarsäure, Immunsuppressiva, Retinoiden und Biologicals. Alle diese Therapien sind mit Nebenwirkungen behaftet und dürfen nur unter regelmäßigen Kontrollen der Laborwerte durchgeführt werden.

> Eine systemische Therapie mit Glukokortikoiden verbietet sich wegen des auftretenden Rebound-Phänomens: Eine Reduktion oder ein Absetzen bewirken ein Rezidiv der Psoriasis mit stärker ausgeprägten Symptomen als im ursprünglichen Zustand.

Möglichkeiten der homöopathischen Therapie

Die homöopathische Behandlung der Psoriasis ist ein dankbares Feld. Üblicherweise wird man extern mit Entschuppen und Vitamin-D_3-Analoga parallel behandeln. Während der homöopathischen Therapie verschwinden häufig Schmerzen, Schwellungen der Gelenke und Nagelveränderungen. Ist eine systemische Therapie aufgrund der Exazerbation der Erkrankung vonnöten, bietet sich am ehesten Fumarsäure an.

Homöopathische Behandlung

Die Repertorisation der Psoriasis vulgaris richtet sich nach der Lokalisation der schuppenden Hautveränderungen.

- Psoriasis capitis: Kopf – Hautausschlag – Schuppen (26 Mittel)
- Psoriasis vulgaris der Ellbogen: Extremitäten – Hautausschläge – Ellbogen – Psoriasis, in großen Flecken angeordnet (4 Mittel)
- Psoriasis vulgaris der Knie: Extremitäten – Hautausschläge – Knie – Psoriasis (2 Mittel)

Bewertung

Bei der Behandlung der Psoriasis vulgaris ist in den Bereichen des **Kopfes**, der **Ellbogen** und **Knie** Phosphorus das am häufigsten gegebene Mittel.

Beim Repertorisieren erscheint Phosphorus im Kapitel Kopf 1-wertig, in den Kapiteln Ellbogen und Knie 2-wertig. In allen Fällen ist Phosphorus, gegeben als C 1000 (2 Globuli), das hilfreichste Mittel.

Häufiges homöopathisches Arzneimittel

Phosphorus. Plötzlichkeit der Symptome. Fettige Degeneration. Skorbut. Hautverletzungen und nervöse Schwäche. Arme und Hände werden taub. Wunden bluten stark, auch wenn sie klein sind. Kleine Ulzera an der Außenseite von großen Petechien. Purpura hämorrhagica. Fungoide, Hämatoide und Auswüchse. Das Schienbein ist entzündet und wird nekrotisch.

Ergänzende Maßnahmen

Auf die in der Einleitung dargestellten Triggerfaktoren sollte geachtet werden. Vor allem eine eventuell bislang unerkannte Laktoseintoleranz sollte entdeckt werden. Häufig ist durch bisherig nicht eingehaltene Diät der Darm derart gestört, dass Nährstoffe nicht ausreichend aufgenommen werden. Vitamin-B-Injektionen bewirken – wahrscheinlich aus diesen genannten Gründen – häufig eine schnelle Abheilung. Eventuell nach vorheriger Stuhluntersuchung in Speziallabors sollte die Darmflora wiederhergestellt werden. Auf seelischen Ausgleich muss geachtet werden. Spaziergänge in der Sonne helfen und produzieren ebenfalls Vitamin D.

23 Rosazea

Einleitung

Synonym: Kupferfinne, Acne rosacea, Couperose.

Die Rosazea ist eine entzündliche Erkrankung, die vor allem die Gesichtsmitte betrifft und je nach Ausprägung durch permanente Röte des Gesichts, Papeln und Pusteln (▶ **Abb. 23.1**), vergrößerte Talgdrüsen, eine diffuse Verdickung des Bindegewebes sowie eine krankhafte Vergrößerung der Nase, das Rhinophym (sog. Knollen- oder Säufernase), gekennzeichnet ist. Sie verläuft chronisch und oft schubweise. Je nach Verlauf kann sich die Erkrankung von der Gesichtsmitte bis zum behaarten Kopf, hinter die Ohren, zum seitlichen Hals und zur Brust ausbreiten.

Die Rosazea tritt bei Frauen häufiger als bei Männern auf, nur das Rhinophym findet sich meist bei Männern. Überwiegend sind Men-

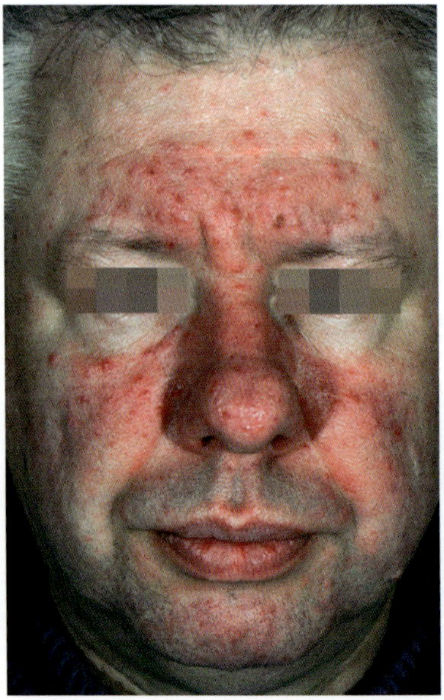

▶ **Abb. 23.1** Rosacea papulopustulosa: ausgedehnte Rosazea mit Teleangiektasien, Papeln und Pusteln (Moll 2010).

schen mit hellem Hauttyp betroffen. Die Rosazea erscheint zumeist zwischen dem 40. und 50. Lebensjahr, kann sich jedoch auch bereits vor dem 20. Lebensjahr entwickeln.

Medizinische Diagnostik

Die Rosazea wird in verschiedene Stadien eingeteilt.

Stadium I. Im Stadium I findet sich eine zunächst vorübergehende Rötung (Flush) des Gesichts durch unterschiedliche Auslöser (Alkohol, Koffein, Nikotin, scharf gewürzte Speisen, UV-Licht, Hitze, Kälte, Stress, hormonelle Faktoren). Später zeigt sich eine dauerhafte Röte mit erweiterten Blutgefäßen (Teleangiektasien). Im Unterschied zur Akne finden sich keine Pusteln und keine Komedonen. Unter Umständen kann es zu einer Verwechslung des Gesichtserythems mit dem Lupus erythematodes oder einer Tuberkulose des Gesichts (Lupus disseminatus faciei) kommen. Im Zweifelsfall kann eine Biopsie die Diagnose sichern.

Stadium II. Im Stadium II treten zur dauerhaften Rötung des Gesichts Papeln und Pusteln hinzu. Diese verbreiten sich auch über die Stirn-Haar-Grenze hinweg. Mögliche Differenzialdiagnosen sind entzündliche Reaktionen auf Milben (Demodex-Follikulitis), Photodermatose, seborrhoisches Ekzem, periorale Dermatitis, Impetigo und das allergische Kontaktekzem.

Stadium III. Das Stadium III ist gekennzeichnet durch großflächig entzündliche Knoten, Bindegewebeverdickung und Talgdrüsenvergrößerung insbesondere der Nase (Rhinophym), der Stirn (Metaphym), des Kinns (Gnatophym) und der Ohren (Otophym).

Generell ist bei Augenbeteiligung (Ophtalmo-Rosazea), die relativ häufig (bis zu 50 %) auftritt, ein Augenarzt hinzuzuziehen, da Keratitis oder Hornhauttrübung als Komplikationen möglich sind.

Konventionelle Therapie

Die auslösenden bzw. verschlechternden Faktoren (Alkohol, Koffein, Nikotin, scharfe Speisen, Hitze, UV-Licht bzw. Sonne) sind zu meiden. UV-Schutz ist notwendig. Die Therapie erfolgt je nach Stadium und Befund. Im Allgemeinen sollten Kortisonexterna vermieden werden, da die Gefahr massiver Verschlechterung nach Absetzen besteht. Eine Ausnahme bildet hierbei die Sonderform der Rosacea fulminans (s. u.) im Stadium II.

Die äußere Anwendung von Kortison bei Hautveränderungen im Gesichtsbereich kann zur Entstehung der sog. Steroidrosazea mit Rötung, Hautatrophie („dünner Haut"), erweiterten Blutgefäßen (Teleangiektasien) und Papulopusteln führen.

Im 1. Stadium beschränkt sich die Therapie auf antibiotikahaltige Cremes.

Im 2. Stadium werden äußerliche und innerliche Anwendungen von Antibiotika durchgeführt. In schweren Fällen einer Rosacea papulopustulosa kommt evtl. Isotretinoin zum Einsatz. Bei der Rosacea fulminans, einer besonders starken, plötzlich einsetzenden und der Akne conglobata ähnlichen Form, die meist bei jungen Frauen auftritt, werden zunächst hohe Kortisondosen über 1 – 2 Wochen angewandt.

Die knotige Verdickung der Nase (Rhinophym) kann mittels Operation oder Laserabtragung gut korrigiert werden.

Möglichkeiten der homöopathischen Therapie

Die homöopathische Behandlung der Rosazea erweist sich als durchaus sinnvoll. Mit Ausnahme des Rhinophyms kann normalerweise ein Abheilen der Beschwerden unter Verbleib von Resten von Teleangiektasien erreicht werden, sofern der Patient konsequent die Provokationsfaktoren wie z. B. Kaffee meidet. Die erweiterten Gefäße können, falls der Patient dies wünscht, mittels schulmedizinischer Lasertherapie bis zu einem optimalen kosmetischen Ergebnis entfernt werden.

Bei der Behandlung eines ausgeprägten Rhinophyms ist meist die Operation indiziert. In milderen Fällen gelingt es in der Regel durch Homöopathika, ein Fortschreiten zu verhindern.

Die Behandlung der Rosazea erfolgt nahezu ausschließlich homöopathisch. Lediglich ichthyolhaltige Lotionen sind als unterstützende

Maßnahme nützlich. Dabei orientiert man sich zunächst am Symptom und an der Ursache (Leber, Magen, Darm, Hormone) im Sinne von bewährten Indikationen. Ist der Erfolg anschließend nicht zufriedenstellend, schließt sich eine lange homöopathische Anamnese an und es wird entsprechend konstitutionell behandelt.

Eine schulmedizinische Behandlung mit Antibiotika unterbricht zunächst die akute Krankheitssymptomatik, bessert aber häufig den langfristig progredienten Verlauf der Rosazea nicht. Gründe hierfür mögen z. B. eine daraus resultierende Störung der Darmsymbiose oder eine weitere Belastung der Entgiftungsfunktion der Leber sein. Außer bei hoch akuter Symptomatik (Rosacea fulminans) ist daher die schulmedizinische Therapie nicht hilfreich und sollte abgesetzt werden.

Homöopathische Behandlung

Die homöopathische Behandlung orientiert sich am Befund der Haut und unterscheidet sich je nach Stadium der Rosazea.

Stadium I

Das Stadium I der Rosazea betrifft die Rötung des Gesichts sowie erweiterte Blutgefäße, die sich von der Gesichtsmitte her ausbreiten. Hierzu finden wir im Kent-Repertorium die Rubriken:

- Gesicht – Farbe – rot (ca. 200 Mittel) mit einer Reihe sich anschließender Modalitäten und Charakteristika, die in diesem Zusammenhang meist nicht zur Mittelfindung ausreichen
- Gesicht – Hautausschläge – um die Nase (19 Mittel)
- Gesicht – Hautausschläge – rot (20 Mittel)
- Gesicht – Hautausschläge rot – an der Nase (8 Mittel)
- Gesicht – Venen – erweitert (11 Mittel)

Bewertung. In der Praxis hat sich gezeigt, dass dieses erste Stadium der Rosazea umfassender betrachtet werden muss. Dabei zeigt es sich oft, dass das maßgebende Mittel sich eben nicht in den kleineren Rubriken findet, sondern die Wahl sich auf die Rubrik “Gesicht – Farbe – rot” und weitere individuelle Symptome gründet.

Besonders hat sich in diesem Stadium Sulfur bewährt, weiterhin Kalium bromatum und Abrotanum, jeweils in der Anfangsdosierung C 30, 2 Globuli einmalig.

Stadium II

Im Kent-Repertorium finden wir für das papulopustulöse Stadium II die Rubrik:

- Gesicht – Hautausschläge – Akne – rosacea (37 Mitteln)

Diese Rubrik beinhaltet die weiteren Unterrubriken

- bläulich (2 Mittel),
- Gruppen, in (1 Mittel),
- auf der Nase (4 Mittel),

die sehr zuverlässig in die engere Wahl gezogen werden können.

Grundsätzlich finden sich besonders häufig sowohl das antipsorische Mittel Sulfur (2-wertig, C 30 oder C 200, 2 Globuli) und die Nosode Psorinum (2-wertig, C 200, 2 Globuli) als auch das hormonell regulierende Lachesis, 2-wertig, bei Frauen. Insbesondere bei bläulichem Farbton der Rosazea sollte an Lachesis und Sulfur gedacht werden. Weiterhin haben sich bewährt: Calcium silicicum, Causticum und Rhus toxicodendron, jeweils in der C 30 oder der C 200, 2 Globuli als Anfangsdosis. Findet sich in der Vorgeschichte ein Missbrauch von Kortison, empfiehlt es sich, eine Ausleitung mit den Mitteln Sulfur und/oder Cortisonum durchzuführen, um die Verschlechterung nach Absetzen des Kortisons abzufangen.

Besteht die Rosazea bereits länger, wandelt sich der rötliche Farbton der Haut (bei starker venöser Zeichnung auch bläulicher Farbton) während der Abheilung in einen bräunlichen oder kupferfarbenen Ton („Kupferfinne“). Hierfür finden wir die Rubrik:

- Gesicht – Hautauschläge – kupferfarben

mit den Unterrubriken:

- Kinn, um das (1 Mittel),
- Nase (1 Mittel),
- Stirn (2 Mittel).

Mit Carbo animalis (1-wertig, im Bereich Nase und Stirn), Lycopodium (1-wertig im Bereich der Stirn), Arsenicum album, Arsenicum jodatum sowie Aurum kann man in der Dosierung C 30 oder C 200 (jeweils 2 Globuli) recht gute Erfolge erzielen.

Stadium III

Für das Rhinophym des Stadiums III findet sich im Kent-Repertorium:

- Nase – Schwellung – knotig (2 Mittel)

Die beiden Mittel (Arsenicum album und Aurum metallicum, jeweils 3-wertig) bestätigen sich auch recht zuverlässig in einer konstitutionellen Anamnese, können aber bei einem fortgeschrittenen Stadium nicht mehr viel ausrichten. In weniger fortgeschrittenen Fällen kann aber eine Verschlechterung in der Regel vermieden werden.

Allgemeiner findet sich für die bindegewebigen Verhärtungen und Schwellungen auch die Rubrik

- Gesicht – Haut – Verhärtungen (13 Mittel),

die ebenfalls als wegweisend gelten kann.

Häufige homöopathische Arzneimittel

Abrotanum. Runzelige Haut, die eher zu Kälte und Trockenheit neigt. Hämangiome des Gesichts, purpurne Hautfarbe im Gesicht (nach Unterdrückung der Hautausschläge). An beiden Wangen, besonders aber rechts, blaurote, fleckige Verfärbungen, nicht erhaben, unscharf begrenzt, mit feinster Venenzeichnung. Viel Juckreiz.

Arsenicum album. Knotige Schwellung der Nase (Rhinophym). Jucken und Brennen der Gesichtshaut, schlimmer nachts, in kalter Luft, besser in Wärme.

Arsenicum jodatum. Akne mit verhärteter Basis und evtl. Pustel, trockene, schuppige Haut, auch Psoriasis, Ichthyosis.

Aurum metallicum. Papulöse auch pustulöse Hautveränderungen und erweiterte Kapillare des Gesichts. Knollige Nasenspitze (Rhinophym). Gesicht rot und gedunsen, getüpfelt mit rot und bläulichen Stippchen oder mit großen roten Blüten.

Calcium silicicum. Die Haut juckt und brennt, ist kalt, blau und sehr empfindlich. Die Entwicklung der Beschwerden ist langsam. Der Patient ist kalt und fröstelnd, wobei sich die Beschwerden aber bei Wärme verschlechtern.

Carbo animalis. Kupferfarbiger Ausschlag, brennende Schmerzen, Haut bläulich gefärbt. Harte bläuliche Geschwulst am Ende der Nase. Nasenspitze rot, bei Berührung schmerzhaft. Die Haut ist wie gespannt, rissig.

Carbo vegetabilis. Gefleckte Wangen und rote Nase. Netz aus dilatierten Kapillaren.

Causticum Hahnemanni. Brennende Hautveränderungen, durch/nach Kälte verschlechtert. Pusteln und Warzen auf der Nasenspitze. Jucken auf der Nasenspitze und an den Nasenflügeln. Pusteln der linken Wange mit starkem Jucken. Akne mit Brennen nach dem Kratzen, durch Waschen gebessert.

Kalium bromatum. Akneiforme Hautausschläge des Gesichts, der Brust und der Schultern, Jucken, Anästhesie der Haut.

Lachesis muta. Bläuliche Hautveränderungen, auch hochentzündliche Hautveränderungen, starke Empfindlichkeit gegen Berührung. Gelbe Gesichtsfarbe mit Purpurröte der Wangen oder mit kleinen roten, durch die Haut schimmernden Blutgefäßen. Die Nase ist äußerlich rot, angefüllt mit Schorf.

Lycopodium clavatum. Kupferfarbener Ausschlag (an der Stirn). Gesicht blass mit umschriebener Röte der Wangen. Juckende Haut, Neigung zu eitrigen Hautveränderungen, Papeln und Pusteln. Die Haut wird dick und verhärtet. Sommersprossen, besonders auf der linken Seite des Gesichts und der Nase. Röte der Wangen, bleich nach dem Essen.

Psorinum. Mit Psorinum steht uns eine Nosode zur Verfügung. Die Haut ist schmutzig, fettig, nässend mit üblem Geruch, heftiges, unerträgliches Jucken. Häufig als Zwischenmittel bewährt.

Große Pusteln auf der Nase. Brennende Hitze und Röte im Gesicht. Pusteln an der Stirn. Kleine rote Pusteln im Gesicht, besonders an der Nase, dem Kinn und mitten auf den Wangen. Kupferfarbene Pusteln, die nicht jucken.

Rhus toxicodendron. Die Haut ist rot und geschwollen, intensives Jucken. Kalte Luft macht die Haut schmerzhaft. Entzündung des Bindegewebes.

Silicea terra. Knoten/Verhärtungen der Gesichtshaut und kupferfarbene Flecken. Reichlicher, übel riechender Kopfschweiß. Blutgeschwüre (Angiome) der Wangen. Unerträgliches Jucken der Nasenspitze. Kalte Nase. Akne der Stirn und des Handrückens. Gerötetes Gesicht. Pusteln.

Sulfur. Geschwulst und Entzündung der Nase. Die Nase ist rot. Das Gesicht ist kränklich, blass, mit eingesunkenen Augen und blauen Rändern. Die Wangen mit umschriebener Röte. Klassisches Mittel bei psorischer Konstitution. Unreine Haut, schmutzig, fettig, übel riechend, Brennen, Jucken (durch Wärme, Kratzen oder Waschen verschlechtert), Hitze und Schweiß des Kopfes, hellrote Lippen, empfindlich gegen Wasser und Kälte. Zur Ausleitung z. B. von Kortison oder anderen belastenden Schlacken- bzw. Giftstoffen, bei assoziierten Darmproblemen.

Ergänzende Maßnahmen

Wie bereits oben unter dem Punkt „Konventionelle Therapie“ ausgeführt, sollten die auslösenden Faktoren wie Kaffee, Alkohol, scharfe Speisen, Hitze und starke Sonnenbestrahlung vermieden werden.

Die Trigger „Magen- und Darmbeschwerden“ sowie hormonelle Dysbalance müssten möglichst ebenfalls saniert werden.

Der Patient kann eine spezielle Form der manuellen Lymphdrainage nach Sobye erlernen und selbständig durchführen. Er sollte in eine entsprechende Hautpflege eingewiesen werden.

Ichthyolhaltige hautfarbene Lotionen haben entzündungshemmende Wirkung und bessern optisch das Hautbild (z. B. Aknichthol Lotion).

Hauterkrankungen des Gesichts sind für die betroffenen Personen besonders belastend. Daher sollte die seelische Seite ihre Berücksichtigung finden und eine ergänzende psychosomatische Behandlung erwogen werden.

24 Sarkoidose

Einleitung

Synonym: Boeck-Sarkoid, Morbus Besnier-Boeck-Schaumann.

Die Sarkoidose (▸ **Abb. 24.1**) ist eine in ihrer Ätiologie unbekannte Multisystemkrankheit, die auch die Haut befällt. Es wird vermutet, dass bei der Sarkoidose durch Antikörper eine Immunreaktion ausgelöst wird, die zur Ausbildung von Immungranulomen führt. Synonym wird auch die Bezeichnung Morbus Boeck oder Morbus Besnier-Boeck-Schaumann verwendet. Überwiegend sind Personen im Alter unter 40 Jahren betroffen. Die Prävalenz wird mit 20 – 30 Fälle je 100 000 Einwohner angegeben. Hauterscheinungen werden bei etwa 40 – 50 % der Patienten gefunden. Als Löfgren-Syndrom wird die Kombination von Erythema nodosum mit bihilärer Lymphadenopathie und Arthritis oder Periarthritis im Bereich der Sprunggelenke bezeichnet. Es handelt sich dabei um eine akute Form der Sarkoidose.

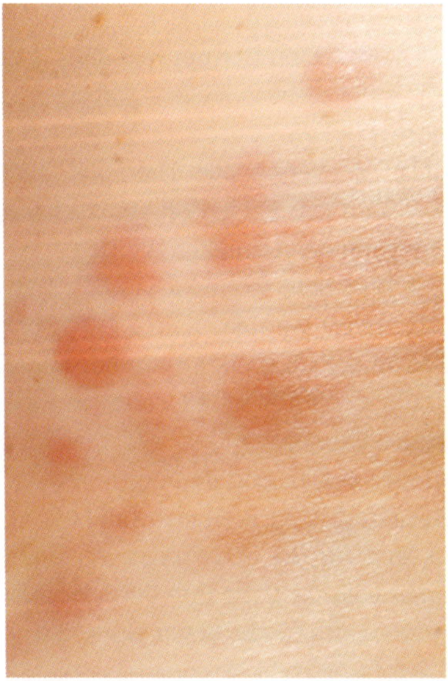

▸ **Abb. 24.1** Plaquetyp der Sarkoidose (Röcken et al. 2010).

Medizinische Diagnostik

Von der Sarkoidose kann jedes Organsystem befallen werden. Am häufigsten sind die hilären Lymphknoten, die Lunge, die Gelenke und die Haut betroffen. Dabei können die Symptome an der Haut unterschiedlicher Natur sein.

Frühstadium. Häufig findet man im Frühstadium der Sarkoidose das Erythema nodosum, meistens verbunden mit Fieber, Schwellungen der Hiluslymphknoten, Gelenkschmerzen und Iridozyklitis. Der Verlauf ist oft gutartig und neigt zur Rückbildung.

Chronischer Verlauf. Im Rahmen eines chronischen Verlaufs findet sich gehäuft bei älteren Frauen der Lupus pernio. Vor allem im Nasen-, aber auch im Gesichtsbereich sowie am Ohrläppchen zeigt sich eine violett-rötliche Verfärbung, die durch Infiltrate hervorgerufen wird. Durch Glasspateldruck kann ein gelblich graues, lupoides Infiltrat sichtbar werden. Eine Beteiligung innerer Organe und multiple Schwellungen an den Endphalangen der Finger und Zehen sind dabei häufig. Als **Differenzialdiagnosen** kommen die granulomatöse Rosazea und die Tuberculosis cutis luposa infrage.

Knotige Sarkoidose. Die knotige Sarkoidose zeichnet sich durch leicht erhabene, rötliche papulöse oder knotige Hautveränderungen aus. Diese finden sich häufiger am Oberschenkel. Unter Glasspateldruck findet sich ein gelblich graues lupoides Infiltrat. Differenzialdiagnostisch muss an kutane Lymphome und Pseudolymphome gedacht werden.

Makulopapulöses Exanthem. Ein makulopapulöses Exanthem zeigt sich häufiger zu Beginn der Sarkoidose. Es finden sich zumeist am Rumpf, aber auch im Bereich des Gesichts und der Extremitäten Makulä und Papeln, die sich meist innerhalb eines Monats wieder zurückbilden. Zur **Differenzialdiagnose** muss dabei an das disseminierte Granuloma anulare, den Lichen nitidus und die Syphilis gedacht werden.

Bei der Narbensarkoidose zeigen sich eine entzündliche Schwellung und eine rötlich blaue Verfärbung vorher unauffälliger Narben. Durch

Histologie kann die Sarkoidose gesichert von Fremdkörpergranulomen abgegrenzt werden.

Organe. Neben diesen Hauterscheinungen kann die Sarkoidose insbesondere die Lunge, die Gelenke und Knochen, die Augen, die Leber, die Niere und das Nervensystem betreffen.

Diagnosestellung

Die Diagnose an der Haut ergibt sich aus dem klinischen Bild, lupoidem Infiltrat bei Glasspateldruck und histologischem Befund.

Darüber hinaus sollte die systemische Beteiligung abgeklärt werden. Hierbei sind insbesondere das Röntgen der Lunge und die Kontrolle der Augen zu nennen.

Konventionelle Therapie

Die Therapie richtet sich nach dem Gesamtbefund des Patienten. Bei der makulopapulösen Sarkoidose werden zumeist PUVA-Therapien (Psoralen + UVA-Bestrahlung) durchgeführt. Ansonsten kommen im Wesentlichen lokale und systemische Glukokortikoide zur Anwendung. Bei schweren chronischen Verläufen werden auch Immunsuppressiva eingesetzt.

Möglichkeiten der homöopathischen Therapie

Da mit homöopathischer Therapie dem Fortschreiten der Erkrankung evtl. Einhalt geboten werden kann, ist eine derartige Behandlung auf jeden Fall sinnvoll.

Homöopathische Behandlung

Da das häufigste Vorkommen der Sakoidose der Haut im Gesichtsbereich angegeben wird, beziehe ich mich bei der Repertorisation auf Nase, Gesicht und Ohrläppchen. Selbstverständlich darf bei der Erstellung der Anamnese die eventuelle Beteiligung der Organe nicht vernachlässigt werden. Je nach Stadium der Erkrankung ist auch die Morphe der Hautveränderung sehr unterschiedlich und muss berücksichtigt werden.

- Sarkoidose der Nase:
  - Nase – äußere Nase – glänzende Haut (9 Mittel)

  - Nase – äußere Nase – harte Haut der Nase (3 Mittel)
  - Nase – äußere Nase – spitze Nase (17 Mittel)
- Sarkoidose des Gesichts:
  - Gesicht – Farbe – rot (221Mittel)
  - Gesicht – Haut – Verhärtungen (13 Mittel)
- Sarkoidose der Ohrläppchen: Ohren – Haut – Farbe – rot – Ohrläppchen (2 Mittel)

Bewertung

Zur Behandlung der Sarkoidose des **Gesichts** eignet sich das Mittel Veratrum viride, 3-wertig, gegeben als C 1000 (2 Globuli). Ein weiteres, zur Behandlung des Gesichts geeignetes Mittel ist Silicea, 3-wertig, ebenfalls zu geben in C 1000 (2 Globuli).

Die Sarkoidose der **Nase** ergibt je nach Aussehen unterschiedliche Mittel. Mit der Beschreibung „glänzende Haut" ergibt sich Phosphorus, 3-wertig, gegeben als C 1000 (2 Globuli). Bei „Verhärtung der Haut" eignet sich Kalium carbonicum, 3-wertig, gegeben als C 1000 (2 Globuli). Unter der Rubrik „spitze Nase" imponieren Phosphoricum acidum, 2-wertig, und Veratum album, 3-wertig, beide gegeben als Einzelgabe C 1000 (2 Globuli). Zur Behandlung der Sarkoidose der **Ohrläppchen** mit roter Farbe eignet sich China, 2-wertig, gegeben als C 200 (2 Globuli).

Häufige homöopathische Arzneimittel

Kalium carbonicum. Stiche der Körperteile. Schmerzen heftig und schneidend. Intolerant gegen kaltes Wetter. Schweiß, Rückenschmerz und Schwäche. Sehr reizbar. Die Haut brennt wie von einem Senfpflaster. Rücken und Beine geben nach. Glieder schlafen leicht ein. Sohlen sehr empfindlich.

Phosphoricum acidum. Erst geistige, später körperliche Schwäche. Apathisch, gleichgültig. Gesicht blass und fahl. Spannungsgefühl wie von getrocknetem Eiweiß. Kältegefühl auf einer Gesichtsseite. Schwächegefühl in der Brust vom Sprechen.

Phosphorus. Pseudohypertrophische Paralyse. Schwindel nach dem Aufstehen. Hitze kommt von der Wirbelsäule. Kälte des Hinterkopfs.

Gesicht blass, kränkliches Aussehen. Umschriebene Rötung einer oder beider Wangen. Blaue Ringe um die Augen. Hippokratisches Gesicht. Reißender Schmerz in den Gesichtsknochen. Schwellung und Nekrose des Unterkiefers.

Silicea terra. Impfschäden. Eiterungen. Mangel an Entschlossenheit. Schwachherzig. Ängstlich. Reichlicher Kopfschweiß. Haut rissig am Rand der Lippen. Ausschlag am Kinn. Fazialneuralgie, Pulsieren, Reißen, rotes Gesicht.

Veratrum album. Kollapsbild mit extremer Kälte, Bläue und Schwäche. Kalter Schweiß auf der Stirn. Krämpfe der Extremitäten. Gefühl eines Eisklumpens auf dem Scheitel. Die Haut ist blau, kalt, feucht, unelastisch; kalt wie der Tod. Hände und Füße faltig. Wadenkrämpfe.

Veratrum viride. Gedunsenes, livides Gesicht. Ösophagitis. Gerötetes Gesicht. Erysipel mit Hirnsymptomen. Erythem. Jucken an verschiedenen Teilen. Heißes Schwitzen.

Ergänzende Maßnahmen

Empfehlenswert ist Schädelakupunktur als ergänzende Maßnahme. Alle Arten von Bewegung, die Lebensfreude bringen, sind dem Patienten anzuraten.

25 Seborrhoisches Ekzem

Einleitung

Synonym: seborrhoische Dermatitis, dysseborrhoische Dermatitis, Morbus Unna.

Das seborrhoische Ekzem ist eine Erkrankung der Haut, die besonders bei Säuglingen in den ersten 3 Lebensmonaten (▸ **Abb. 25.1b**) und bei Erwachsenen im mittleren Alter in besonders talgdrüsenreichen Arealen vorkommt (▸ **Abb. 25.1a**) und mit einer erhöhten Talgdrüsen-

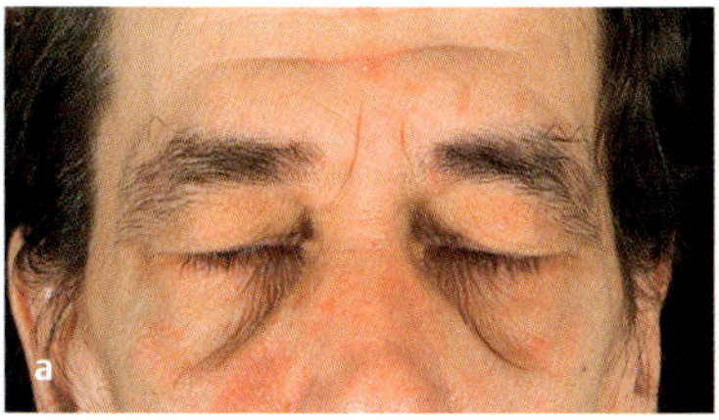

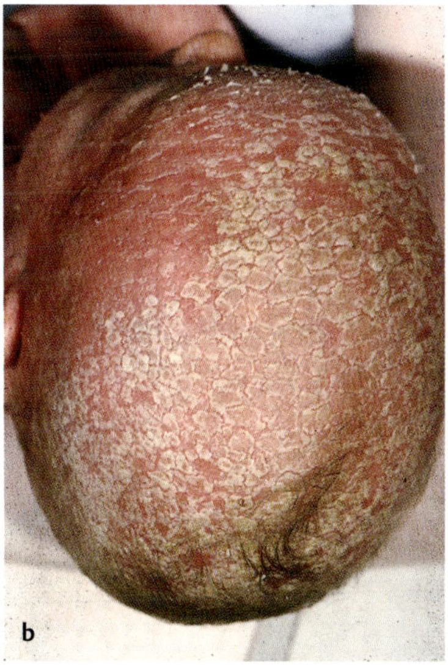

▸ **Abb. 25.1 a, b** Seborrhoisches Ekzem (Moll 2010).

a Flache erythematöse, schuppende Plaques paranasal, an der Glabella und den Augenbrauen.

b Seborrhoisches Kopfekzem bei einem Säugling („Gneis“).

produktion (Seborrhö) verbunden ist. Männer sind etwas häufiger betroffen als Frauen. Eine gewisse Ähnlichkeit zur Psoriasis ist gegeben.

Medizinische Diagnostik

Durch verschiedene, teils unbekannte Faktoren, kann es zur Seborrhö kommen. Eine Rolle spielen hierbei hormonelle Faktoren bei Neugeborenen, neuronale Ursachen bei Morbus Parkinson und anderen Erkrankungen des Nervensystems und offenbar Stress. Auf diesem Boden kommt es häufig zu einer pathologischen Besiedelung mit Bakterien und Pilzen, insbesondere Hefen und Pityrosporum ovale, die möglicherweise zu einer immunologischen Abwehrreaktion führen. Im Winter findet man wesentlich häufiger ein seborrhoisches Ekzem als im Sommer. Auch Vitamin-B-Mangel wird eine auslösende Rolle zugeschrieben. Bei HIV-Patienten ist das seborrhoische Ekzem bei bis zu 50% der Patienten anzutreffen.

Im Bereich des behaarten Kopfes, der Augenbrauen, Nasolabialfalten, der Schweißrinnen an Brust und Rücken, dem äußeren Gehörgang und retroaurikulär sowie in intertriginösen Bereichen findet man rötliche oder rötlich gelbe Plaques mit feiner oder mittellamellärer Schuppung.

Unterschieden wird das seborrhoische Ekzem der Säuglinge, das vorzugsweise in den ersten 3 Monaten auftritt, vom seborrhoischen Ekzem der Erwachsenen.

Seborrhoisches Ekzem der Säuglinge. Man findet es vor allem in den ersten 3 Lebensmonaten, eventuell auch etwas später noch, im Bereich der Scheitelregion als Auflagerungen von dicken, fettigen, gelbliche Schuppen ohne Entzündungszeichen. Durch Fehlbehandlung kann es zu entzündlicher Rötung und Schuppenkrustenbildung kommen. In Bereichen mit Faltenbildung und im Bereich der Windeln kann es durch Wärmestau zur Ausbildung von schuppenden, entzündeten Herden kommen, die an Psoriasis erinnern. Bakterielle und mykotische Sekundärinfektionen sind nicht selten. Als **Differenzialdiagnose** ist an das atopische Ekzem zu denken, das aber in der Regel später beginnt. Auch an Skabies sollte man denken.

Seborrhoisches Ekzem der Erwachsenen. Es stellt sich zunächst auf der Grundlage einer Seborrhö und einer öligen Hyperhidrose in Form einer fettigen, gelblichen, feinen bis mittleren Schuppung auf wenig gerötetem Grund im Bereich des behaarten Kopfes, der Augenbrauen- und Nasolabialregion, hinter den Ohren oder in der Brustmitte dar (seborrhoisches Ekzematid). Es ist nur wenig Juckreiz vorhanden.

Beim voll ausgeprägten seborrhoischen Ekzem bilden sich im weiteren Verlauf Herde im Bereich der Prädilektionsstellen, die sich auf der Basis einer starken Seborrhö zu entzündlich-geröteten Flecken mit gelblicher, fettiger Schuppung entwickeln. Die Herde können konfluieren, leicht infiltrieren und dann auch zu leichtem Juckreiz führen. Bakterielle Superinfektionen und Besiedelungen mit Candida albicans sind nicht selten.

Diagnosestellung

Zur Diagnose wird neben der histologischen Untersuchung eine Kultur zum Nachweis lipophiler Hauthefen durchgeführt. Bei schwerem Befall sollte eine HIV-Erkrankung ausgeschlossen werden.

Differenzialdiagnose

Die Differenzialdiagnosen umschließen die Psoriasis, allergische oder toxische Ekzeme, atopische Dermatitis, Pityriasis versicolor und Tinea corporis.

Konventionelle Therapie

Säugling. Beim seborrhoischen Ekzem des Säuglings wird eine abtrocknende und entzündungswidrige Therapie durchgeführt. Wichtig sind die leichte Bekleidung und ein häufiger Kleidungswechsel. Seifenwaschungen sind zu meiden. Die Ablösung der Schuppen erfolgt mit geeigneten Ölen oder Salben.

> Okklusivbehandlungen sind wegen der Gefahr eines Hitzestaus unbedingt zu vermeiden.

Nur in schweren Fällen wird äußerlich und innerlich eine Kortisontherapie durchgeführt. Sekundärinfektionen werden entsprechend behandelt.

Erwachsener. Die Therapie des seborrhoischen Ekzems des Erwachsenen besteht zunächst in einer antimykotischen Therapie. Bei chronisch rezidivierenden Fällen werden Behandlungen mit Antibiotika sowie in schweren, disseminierten Fällen mit Kortison unternommen. Weiterhin kommen die äußerliche Behandlung mit Immunmodulatoren sowie UV-Therapie infrage. Mittels Isotretinoin kann die Seborrhö als Basis der Erkrankung beeinflusst werden.

Die äußere Behandlung und Pflege ist antimikrobiell, schuppenlösend und entzündungswidrig. Reizungen sind zu vermeiden. Zur Entfettung der Haut sind seifenfreie Mittel zu verwenden.

Möglichkeiten der homöopathischen Therapie

Die homöopathische Therapie des seborrhoischen Ekzems ist eine lohnende Angelegenheit. Erfahrungsgemäß ist Stress ein wichtiger Auslöser, der bei der Repertorisation beachtet werden muss.

Homöopathische Behandlung

Im Folgenden werden die Repertorisationswege der häufigsten Lokalisationen des seborrhoischen Ekzems beschrieben:

- Seborrhoisches Ekzem des Kopfes (Seborrhoe capitis): Kopf – Hautausschlag – Schuppen (26 Mittel)
- Seborrhoisches Ekzem der Augenbrauengegend: Augen – Hautausschläge um die Augen – Augenbrauengegend (14 Mittel)
- Seborrhoisches Ekzem der Nasalabialfalten: Gesicht – Hautausschläge – Ekzem – Mund, um den (3 Mittel)
- Seborrhoisches Ekzem der vorderen Schweißrinne der Brust: Brust – Hautausschläge – Ekzem (11 Mittel)

Bewertung

Beim seborrhoischen Ekzem im **Kopfbereich** hat sich Phosphorus, 1-wertig bewährt. Es wird gegeben als C 200 (2 Globuli). In 100 ml Aqua werden außerdem 2 Globuli gelöst und 20-mal geklopft. Von dieser Lösung ist über 3 Wochen abends 1 Teelöffel einzunehmen. Bei jeder Einnahme des gelösten Mittels sollte die Flasche, in der die Globuli gelöst sind, vorherig 10-mal geklopft werden.

Für die **Augenbrauenregion** sind Staphysagria, 1-wertig, gegeben als C 200 (2 Globuli), für die **Nasalabialfaltenregion** Natrium muriaticum, 2-wertig, ebenfalls gegeben als C 200 (2 Globuli), die wirkungsvollsten Mittel.

Zur Behandlung der **vorderen Schweißrinne der Brust** fallen 3 hilfreiche Mittel auf: Carbo vegetabilis, 2-wertig, und Petroleum, 2-wertig, jeweils gegeben als C 200 (2 Globuli), sowie Psorinum, 3-wertig, verabreicht als Einmalgabe C 1000 (2 Globuli).

Häufige homöopathische Arzneimittel

Carbo vegetabilis. Abbau und mangelhafte Oxydation. Der Körper wird blau, eiskalt, aber der Kopf ist heiß. Personen, die sich nie richtig von den Wirkungen einer vorangegangenen Krankheit erholt haben. Gesicht gedunsen, blau, blass, kalt mit kaltem Schweiß. Mit Flecken übersäte Wangen und rote Nase. Ohren trocken. Nasenspitze rot und schuppig. Jucken an den Nasenöffnungen. Ausschlag am Nasenflügelwangenrand. Feuchte Haut, leicht blutend. Haarausfall durch allgemein geschwächten Zustand. Verschlechterung durch Kaffee.

Phosphorus. Plötzlichkeit der Symptome. Skorbut. Chronischer Katarrh mit kleinen Blutungen. Taschentuch immer blutig. Leicht blutend. Gesicht blass. Kränkliches Aussehen. Blaue Ringe um die Augen. Durst auf sehr kaltes Wasser. Böse Folgen von zu viel Salzgenuss. Wunden bluten sehr stark, sogar wenn sie klein sind. Kleine Ulzera an der Außenseite von großen Petechien. Purpura haemorrhagica.

Psorinum. Äußerste Kälteempfindlichkeit. Schwäche. Schmutziger Geruch. Sehr auffällige Hautsymptome. Übel riechende Absonderungen. Feuchter Ausschlag auf der Kopfhaut. Haar verfilzt, trocken. Lidränder rot. Hartnäckige Risse der Mundwinkel. Nase trocken. Rote, raue, nässende Borken um die Ohren. Ekzem und wunder Schmerz hinter den Ohren. Übel riechende Absonderung des Ekzems um die Ohren. Unerträgliches Jucken. Feuchter Gesichtsausschlag. Schmutziges schmuddeliges Aussehen. Trockenes, glanzloses, raues Haar. Borkige Ausschläge überall.

Staphysagria. Nervöse Beschwerden mit deutlicher Reizbarkeit. Sehr empfindlich. Gewaltsame Wutausbrüche. Ekzem am Kopf, an den

Ohren, am Gesicht und am Körper. Dicke Borken, trocken, heftig juckend. Das Jucken wechselt den Ort nach dem Kratzen.

Ergänzende Maßnahmen

In der Sonne spazieren gehen. Stress reduzieren. Laktoseintoleranz als evtl. Focus beachten und dem Patienten die Diät erklären.

26 Spinozelluläres Karzinom

Einleitung

Synonym: Plattenepithelkarzinom, Stachelzellkarzinom, Epithelioma spinocellulare, Spinaliom.

Spinozelluläre Karzinome sind maligne Tumoren der Epidermis, die sich intraepithelial entwickeln und nach einiger Zeit invasiv vordringen und auch metastasieren können (▸ **Abb. 26.1**). Hauptfaktoren für die Entwicklung des spinozellulären Karzinoms sind chronische Lichtschädigungen und heller Hauttyp. Weitere Faktoren können chemische Substanzen (z. B. Teer, Ruß, Arsen), Röntgentherapie und Immunsuppression sein. Auch auf chronisch entzündeter Haut und alten Narben wurde die Entwicklung des spinozellulären Karzinoms beobachtet. Das Haupterkrankungsalter liegt zwischen 60 und 80 Jahren. Allerdings kommen zunehmend Fälle jüngerer Personen vor. Männer sind mit 100 Fällen je 100 000 Einwohner doppelt so häufig betroffen wie Frauen. Die Inzidenz ist stark ansteigend.

Medizinische Diagnostik

Über 90% der spinozellulären Karzinome treten im Bereich der chronisch lichtexponierten Hautareale auf, besonders im Bereich des Gesichts, der Unterlippe, der (enthaarten) Kopfhaut oder der Handrücken.

Zu Beginn der Entwicklung zeigt sich häufig eine kleine, leicht erhabene, warzenartige, schmerzlose Hautveränderung. Auffällig ist die frühzeitig beginnende Härte des Tumors. Die Größenzunahme des Tu-

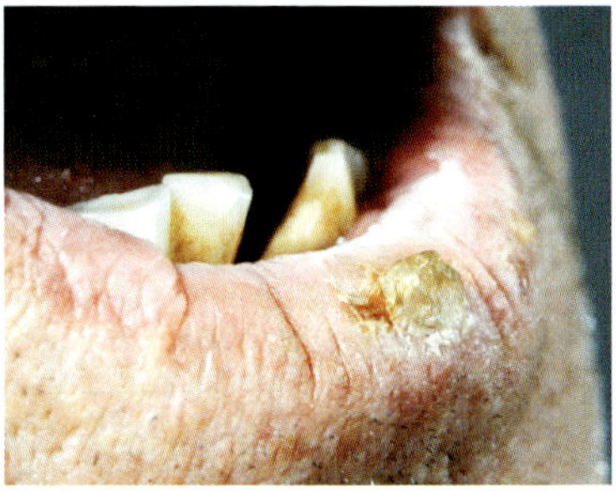

▸ **Abb. 26.1** Spinozelluläres Karzinom an der Unterlippe (Röcken et al. 2010).

mors kann individuell sehr unterschiedlich sein. Es zeigen sich schließlich Ulzerationen und ein invasives Wachstum, das Weichteile, aber auch Knochen umfassen kann. Metastasierungen finden sich primär in den regionalen Lymphknoten, die sich vergrößern, verhärten und mit der Umgebung verbacken. Die Häufigkeit der Metastasierung hängt von der Art des Tumors ab. Einzelne Tumorarten metastasieren bis zu ca. 50%. Der Durchschnitt für Metastasierungen im gesamten Patientengut wurde mit 0,1 – 2,5% angegeben.

Diagnosestellung

Die Diagnose wird über die Histologie gestellt.

Differenzialdiagnose

Differenzialdiagnosen sind aktinische Keratose, Keratoakanthom, Basalzellkarzinom, irritierte seborrhoische Keratose, Verrucae vulgares, Morbus Bowen, Tumoren der Schweißdrüsen, der Talgdüsen oder der Terminalhaarfollikel.

Konventionelle Therapie

Die konventionelle Therapie besteht nach Möglichkeit in der Exzision mit histologischer Kontrolle. Therapien der zweiten Wahl sind Röntgenbestrahlung, Kryotherapie, photodynamische Therapie oder Laserchirurgie.

Bei inoperablem spinozellulärem Karzinom wird die Polychemotherapie angewendet.

Möglichkeiten der homöopathischen Therapie

Selbstverständlich ist die homöopathische Therapie lediglich eine ergänzende Maßnahme nach der schulmedizinischen Therapie. Nichtsdestotrotz lohnt sich die homöopathische Begleittherapie, da die Hautveränderung schneller verheilt und Rezidive verhindert werden können.

Homöopathische Behandlung

Bei der Repertorisation sind die am häufigsten betroffenen Areale, nämlich Oberkopf, Stirn, Unterlippe und Handrücken angegeben.

- Spinaliom des Kopfes:
  - Kopf – Hautausschlag – Knoten (13 Mittel)
  - Kopf – Hautausschlag – Krusten und Schorfe (39 Mittel)
  - Kopf – Hautausschlag – Krusten und Schorfe – weiterfressend (2 Mittel)
- Spinaliom des Gesichts:
  - Gesicht – Geschwüre (21 Mittel)
  - Gesicht – Geschwüre – fressend (4 Mittel)
- Spinaliom der Stirn: Gesicht – Hautausschläge – Krusten, Borken, mit – Stirn (4 Mittel)
- Spinaliom der Unterlippe: Gesicht – Hautausschläge – Krusten, Borken, mit – Lippen (18 Mittel)
- Spinaliom der Handrücken: Hautausschläge – Extremitäten – Hand – Handrücken – brennend (1 Mittel)
- Extremitäten – Hautausschläge – Hand – Handrücken – Borken, gelbe (2 Mittel)
- Extremitäten – Hautausschläge – Hand – Handrücken – Krusten – Schorfe (5 Mittel)

Bewertung

Die im Bereich des **Kopfes** bei Spinaliom am häufigsten gegebenen Mittel sind Silicea, Mercurius und Sarsaparilla. Silicea und Mercurius, beide 3-wertig, können als C 1000 (2 Globuli) gegeben werden. Bei Sarsaparilla, 2-wertig, bietet sich die Gabe von C 200 (2 Globuli) an. Zusätzlich ist die externe Anwendung von Sarsaparilla C 200 gelöst möglich, und zwar wird nach 20-maligem Klopfen der Flasche die gelöste Flüssigkeit abends extern aufgetragen. Die externe Anwendung sollte 2 Wochen nicht überschreiten. Dann erfolgt eine Kontrolle.

Zur Behandlung des **Gesichts** zeichnen sich 2 Mittel ab: Thuja, 1-wertig, gegeben in C 200 (2 Globuli), sowie Phosphorus, 2-wertig, gegeben als C 1000 (2 Globuli). Bei Spinaliom der **Stirn** ist Muriaticum acidum, 2-wertig, gegeben als C 1000 (2 Globuli), das häufigste Mittel. Im Bereich der **Unterlippe** wird Terebinthiniae, 2-wertig, gegeben als C 1000 (2 Globuli), empfohlen.

Zur Behandlung der Spinaliome der **Handrücken** bieten sich 3 Mittel an: Mezereum, 1-wertig, Mercurius, 2-wertig, und Sulfuricum acidum, 1-wertig, alle 3 gegeben als Einzelgaben in C 1000 (2 Globuli).

Häufige homöopathische Arzneimittel

Mercurius solubilis. Die erkrankten Körperteile sind stark geschwollen; raues, wundes Gefühl. Körper und Exkremente riechen faulig. Neigung zu Eiterbildung. Streifen dünnen Blutes. Übel riechender Ausschlag auf der Kopfhaut. Schmutzig aussehendes Gesicht. Unregelmäßig geformte Geschwüre mit unklaren Rändern. Stippen um den Hauptausschlag herum. Jucken. Gelblich braune Krusten.

Muriaticum acidum. Affinität zum Blut. Septische Zustände. Laut stöhnend. Leidet schweigend. Stippen und Sommersprossen. Lippen rau, trocken, rissig. Papulöser und bläschenförmiger Ausschlag mit starkem Jucken. Faulig riechende Ulzera der unteren Extremität. Ekzem auf den Handrücken.

Sarsaparilla officinalis. Ausschlag auf dem Gesicht und der Oberlippe. Feuchter Ausschlag auf der Kopfhaut. Die Haut ist abgemagert, eingeschrumpft und liegt in Falten. Ulzera. Die Haut ist verkrustet, hart, verhärtet, rissig.

Silicea terra. Impfschäden. Eiterungen. Ängstlich. Trockene, harte Krusten der Nase, die beim Lösen bluten. Jucken an der Nasenspitze. Haut rissig am Rand der Lippen. Verhärtete Tumoren. Jede kleinste Verletzung eitert. Knoten und kupferfarbige Flecken. Alte, fistelnde Geschwüre.

Sulfuricum acidum. Zittern und Schwäche. Hitzewellen. Böse Folgen von mechanischen Verletzungen mit Quetschung und livider Haut. Purpura haemorrhagica. Livide, rote, juckende Flecken. Schwarze Blutung aus allen Körperöffnungen. Ekchymosen. Petechien.

Terebinthiniae oleum. Blutende Schleimhäute. Juckender, pustulöser Bläschenausschlag. Ödeme. Frostbeulen, nicht geplatzt, schmerzend und juckend.

Thuja occidentalis. Böse Impffolgen. Rasche Erschöpfung und Abmagerung. An der Haut Polypen, Knötchen, Warzen, Epitheliome, Nävi und

Karbunkel. Geschwüre. Sommersprossen und Flecken. Trockene Haut. Ausschläge an bedeckten Körperstellen. Braune Flecken der Arme und Hände.

Ergänzende Maßnahmen

Nach den primären schulmedizinischen Therapien folgt die homöopathische Behandlung. Wegen Rezidivneigung der Hautveränderungen ist Lichtschutz mit Faktor 50 oder 60 oberstes Gebot.

27 Ulcus cruris venosum

Einleitung

Beim Ulcus cruris venosum (▸ **Abb. 27.1**) handelt es sich um ein Ulkus des Unterschenkels, das auf der Grundlage einer venösen Insuffizienz durch Sauerstoffmangel hervorgerufen wird.

Medizinische Diagnostik

Im Bereich der Sauerstoffunterversorgung entstehen Gewebeschäden, die zu einer verminderten Abwehr- und Heilungsbereitschaft führen. Bereits nach kleineren Traumen kann auf diese Weise ein posttraumatisches Ulcus cruris entstehen. Prädilektionsstellen sind die Innenseiten der distalen Unterschenkel. Hier bilden sich häufig auch mehrere Ulzera, die miteinander verschmelzen und eventuell den ganzen Unterschenkel umgreifen (Gamaschenulkus) können. Die Ränder sind in der Regel scharf geschnitten. Ein eitrig-schmieriger Belag der Ulzera ist häufig. Insbesondere große Ulzera können schmerzfrei sein, wogegen oftmals kleinere Ulzera größere Schmerzen bereiten können.

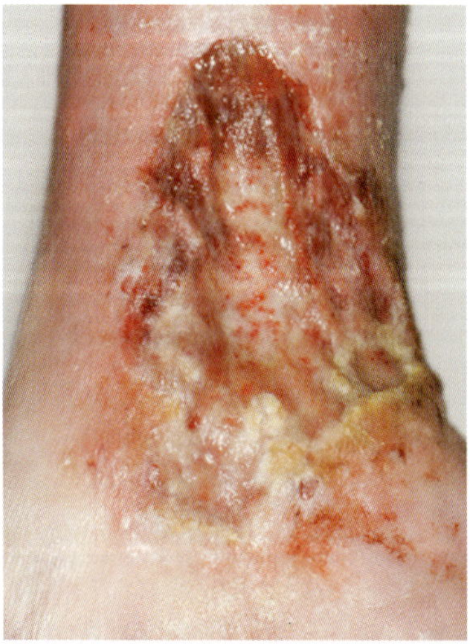

▸ **Abb. 27.1** Ulcus cruris venosum (Röcken et al. 2010).

Sekundärinfektionen mit Staphylokokken oder anderen Bakterien sowie mit Candida albicans sind sehr häufig. Bei den meisten vorbehandelten Patienten findet sich eine Kontaktallergie auf Salbengrundlagen, Konservierungsstoffe und diverse medizinische Wirkstoffe. In der Umgebung der Ulzera kommt es zu mazerativ-erosiven Entwicklungen.

Differenzialdiagnose

Differenzialdiagnosen sind Ulcera crures anderer Genese, z. B. arteriell, traumatisch, infektiös und neurogen bedingte Ulzera. Weiterhin kommen verschiedene maligne Erkrankungen sowie Perniones, Vasculitis allergica, Sklerodermie, Lupus erythematodes, Necrobiosis lipoidica und Erythema induratum Bazin infrage. Auch Kombinationen von Ulcus cruris venosum mit anderen Formen, insbesondere arteriell bedingten Ulzera (z. B. bei Diabetes), sind häufig und entsprechend zu berücksichtigen. Die zugrundeliegende Ursache des Ulkus ist genau abzuklären, da deren Behandlung von zentraler Bedeutung ist.

Konventionelle Therapie

Die konventionelle Therapie setzt sich aus einer Vielzahl an Komponenten zusammen. Durch Kompression und Mobilisation soll die lokale Versorgung des Gewebes verbessert werden. Auch an Lymphdrainage ist dabei zu denken.

Das Ulkus muss gereinigt werden. Hierzu werden, ggf. unter Lokalanästhesie, NaCl-Lösungen, Antiseptika und Enzyme eingesetzt. Die mechanische Reinigung erfolgt durch Kürettage.

Die Förderung der Heilung erfolgt über chirurgische Auffrischung der Wundränder. Im Folgenden wird häufig eine feuchte Wundheilung mittels Polyurethanschaum, Hydrokolloidverbänden oder Alginatkompressen angestrebt.

Unter Berücksichtigung der Neigung zu Kontaktallergien sind häufige Kontaktallergene strikt zu meiden!

Wird die zugrundeliegende Ursache nicht behoben, so muss mit einem jahrelangen, chronisch-rezidivierenden Verlauf gerechnet werden. Daher ist bei chronisch venöser Insuffizienz eine operative Versorgung der Varikose anzuraten.

Möglichkeiten der homöopathischen Therapie

Selbstverständlich müssen Ulzera entsprechend der Situation zunächst schulmedizinisch, wie z. B. durch Reinigung, versorgt werden. Sind alle diesbezüglichen Vorkehrungen getroffen (s. o.), können zur besseren und schnelleren Heilung und zur Beseitigung von Schmerzen durchaus und sehr hilfreich homöopathische Mittel eingesetzt werden.

Homöopathische Behandlung

Zum Kapitel Geschwüre der Unterschenkel gibt es einige Unterrubriken, die sich jedoch nicht als hilfreich erwiesen haben. Insofern wird hier die größere Rubrik bevorzugt:

- Extremitäten – Haut – Geschwüre – Unterschenkel (58 Mittel)

Bewertung

Bei passender Gemütsverfassung, ist Staphysagria das häufigste und beste Mittel. Es kann als Einmalgabe in C 1000 (2 Globuli) verabreicht werden.

Häufige homöopathische Arzneimittel

Staphysagria. Reizbarkeit. Sehr empfindlich. Risswunden. Gewaltsame Wutausbrüche. Dicke Borken, trocken, heftig juckend. Jucken wechselt den Ort nach Kratzen. Entzündung der Finger und Zehen. Zerschlagenheitsgefühl der Muskeln, besonders der Waden. Unterschenkelneuralgie.

Ergänzende Maßnahmen

So viel Bewegung wie möglich.

28 Urtikaria

Einleitung

Synonym: Nesselsucht.

Die Urtikaria ist eine durch Quaddeln, Rötung und Juckreiz gekennzeichnete Entzündungsreaktion der Haut (▸ **Abb. 28.1**). Sie wird durch Mediatoren der Mastzellen, vor allem Histamin, ausgelöst. Sowohl physikalische als auch chemische Reize können die Freisetzung der Mediatoren auslösen oder beeinflussen. So spielen die Temperatur, Alkohol, Stress oder auch hormonelle Faktoren eine Rolle. Auch allergische und pseudoallergische Reaktionen können eine Urtikaria hervorrufen. Als Auslöser kommen Lebensmittelfarbstoffe, Duftstoffe, Konservierungsstoffe, Aromastoffe, Medikamente, biogene Amine, Glutamat und weitere Substanzen infrage.

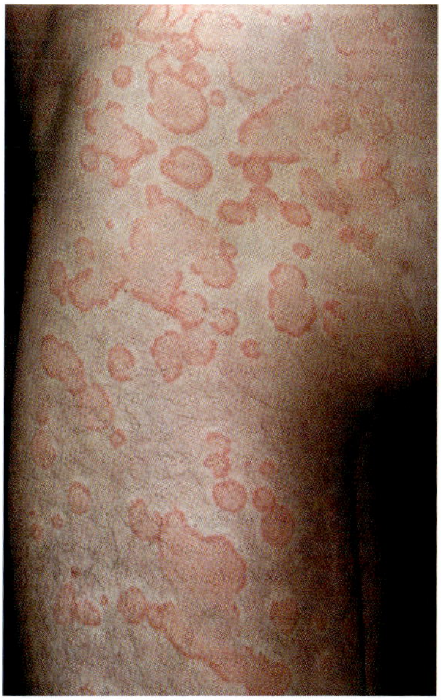

▸ **Abb. 28.1** Urtikaria: großflächig konfluierende Quaddeln, Urticaria geographica (Moll 2010).

Die spontane oder akute Urtikaria zeichnet sich durch plötzliches, oft tägliches Auftreten innerhalb eines Zeitraums von weniger als 6 Wochen aus.

Die chronische Urtikaria persistiert über mehr als 6 Wochen. Treten die Urtikä täglich auf, so spricht man von chronisch koninuierlicher Urtikaria.

Von chronisch rezidivierender Urtikaria spricht man, wenn symptomfreie Intervalle zwischen dem Auftreten der Urtikä liegen.

Nach den physikalischen Auslösern unterscheidet man Urticaria factitia (durch Reibung der Haut), Druckurtikaria, Vibrationsurtikaria, Wärme- oder Kälteurtikaria sowie Lichturtikaria.

Medizinische Diagnostik

Die Diagnose Urtikaria wird aufgrund des klinischen Bildes gestellt. Die weitergehende Diagnose bezieht die Suche nach inneren Erkrankungen mit ein, wie z. B. BSG, Helicobacter-pylori-Test, ASL (Anti-Streptolysin-Titer), AstaL (Anit-Staphylolysin-Titer), Suche nach Autoantikörpern usw.

Weiterhin ist das Finden der auslösenden Faktoren von entscheidender Bedeutung. Dies erfolgt durch allergenarme Diät und Provokationstests. Die oralen Provokationstests müssen wegen der Gefahr eines Schocks vom Dermatologen unter Notfallbedingungen durchgeführt werden.

Konventionelle Therapie

Die akute Urtikaria wird zunächst mit Antihistaminika und eventuell Kortison behandelt. Bei starker Urtikaria und insbesondere bei auftretender Luftnot sind eine erhöhte Dosis an Kortison und die Überwachung des Patienten erforderlich.

Darüber hinaus stellt das Meiden der Auslösefaktoren die wichtigste Therapie dar.

Medikamentös wird die Behandlung mit hohen Dosen an Antihistaminika durchgeführt. Insbesondere bei physikalisch bedingten Erkrankungen, wie z. B. bei Druckurtikaria, werden hohe Dosen an Kortison verabreicht.

Sollte diese Behandlung nicht ausreichen, kommen Dapson, Pentoxifillin, Cyclosporin und eventuell eine Plasmapherese infrage.

Möglichkeiten der homöopathischen Therapie

Die Behandlung einer akuten Urtikaria muss aufgrund der Lebensbedrohung schnell erfolgen. Bei Schluckbeschwerden und Kreislaufschock müssen schulmedizinische Medikamente eingesetzt werden. Leidet der Patient jedoch nur an Nesselsucht, so ist eine homöopathische Behandlung durchaus durchführbar und hat sich bestens bewährt.

Homöopathische Behandlung

Die Rubrik „Urticaria" zeigt bei der Repertorisation viele Unterrubriken. Diese Unterrubriken haben sich nicht bewährt. So ergibt sich am Ende ein wichtigstes Akutmittel, nämlich Apis.

- Hautausschläge – Urticaria (103 Mittel)

Bewertung

Das bewährteste Mittel, Apis, 3-wertig, wird als C 1000 (2 Globuli) gegeben. Möglichst verabreicht man dem Patienten das Mittel direkt nach der Blickdiagnose Urtikaria. So kann der Patient im Laufe der Anamnese beobachtet werden. Die Besserung im Sinne von Abnahme oder Sistieren des Pruritus und Abflachen der Quaddeln tritt beim richtig gewählten Mittel bereits innerhalb von 10 min ein.

Häufiges homöopathisches Arzneimittel

Apis mellifica. Wirkt auf das Zellgewebe und verursacht ein Ödem von Haut und Schleimhaut. Plötzliche Schwellung oder Gedunsensein verschiedener Teile. Ödeme rosigroter Farbe. Stechende Schmerzen, Schmerzhaftigkeit, Unerträglichkeit von Hitze und leichtester Berührung. Wundroseartige Entzündung. Wassersuchtartige Ergüsse. Apis wirkt auf die äußeren Teile, auf die Haut und auf die Bekleidungen der inneren Organe sowie auf die Schleimhäute. Zusammenschnürungsgefühle. Lässt Dinge leicht fallen. Weinerlichkeit. Winseln. Sehr müde. Durstlosigkeit.

Ergänzende Maßnahmen

Wichtig ist noch die Beruhigung des Patienten.

29 Varizellen

Einleitung

Synonym: Windpocken.

Windpocken sind die Erstinfektion mit dem Varizella-Zoster-Virus. Diese hoch ansteckende Krankheit tritt in der Regel im Kindesalter auf. In etwa 1 Drittel der Fälle verlaufen die Windpocken unauffällig. Tritt die Erstinfektion im Erwachsenenalter auf, so treten neben den Hautsymptomen häufiger auch Allgemeinsymptome als Prodromi und höheres Fieber hinzu.

Medizinische Diagnostik

Nach einer Inkubationszeit von 2 – 3 Wochen treten am ganzen Körper, besonders am Kopf und am Rumpf, verstreut rote Flecke auf, die sich rasch zu kleinen Bläschen mit wässrigem Inhalt umwandeln, die von einem roten Hof umgeben sind. Die Bläschen gehen nach wenigen Tagen unter Trübung des Inhalts in Krusten über. Auch die Schleimhäute können betroffen sein. Hand- und Fußflächen sind nahezu immer frei. Die Anzahl der Bläschen kann von einigen wenigen bis zu hunderten sehr stark schwanken. Typisch für die Windpocken sind die gleichzeitig vorhandenen unterschiedlichen Stadien der Effloreszenzen, wofür das Bild einer „Sternkarte" (▶ **Abb. 29.1**) geprägt wurde. Als unangenehm wird der häufig begleitende stärkere Juckreiz empfunden. Durch Kratzen treten daher häufiger Sekundärinfekte (Impetiginisationen) auf. Während der Erkrankung besteht in der Regel nur geringes Fieber und das Allgemeinbefinden ist nur durch den Juckreiz beeinträchtigt. Nach der Eruptionsphase trocknen die Bläschen unter Krustenbildung ein. Diese haften zunächst 2 – 3 Wochen fest, bevor sie abfallen.

Problematisch sind Windpocken während der Schwangerschaft. Während des 1. und 2. Trimenons werden 25 – 50 % der Embryos bzw. Feten infiziert. Nur ein Teil dieser erkrankt an einer Varizellen-Embryo-Fetopathie. Im letzten Trimenon ist die Prognose sehr viel ungünstiger. Die Letalität beträgt 30 %.

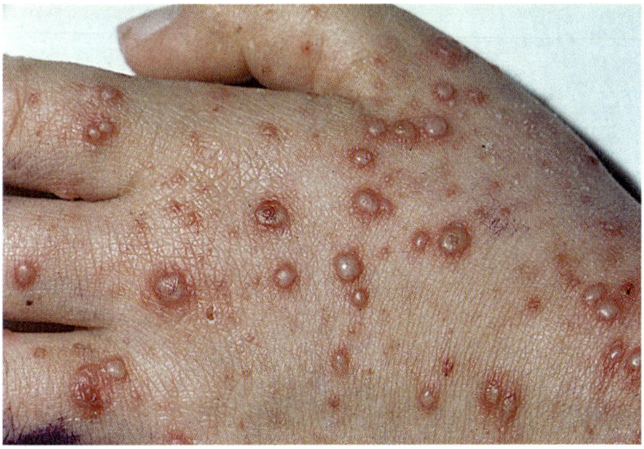

▸ **Abb. 29.1** Varizellen-Exanthem (Moll 2010). Detail eines Handrückens mit unterschiedlich reifen Elementen (Sternenhimmel).

Die Diagnose ergibt sich aus dem klinischen Bild. In unklaren Fällen genügt in der Regel ein Blick auf die Kopfhaut und in die Mundhöhle. Während der Schwangerschaft wird das Varizella-Zoster-Virus-IgM bei der Mutter nachgewiesen.

Konventionelle Therapie

Normalerweise erfordern die Windpocken lediglich eine Behandlung gegen Juckreiz in Form von Einpudern oder Trockenpinselungen. Eventuell kommen auch Antihistaminika zum Einsatz. Bei Superinfektionen wird lokal mit antibiotischen Externa behandelt. In schwereren Fällen bei Erwachsenen kommt Aciclovir infrage. Die Behandlung schwangerer Frauen sollte wegen der Gefahr der Embryopathie unbedingt speziellen Einrichtungen überlassen werden. Hier kommen Varizella-Zoster-Immunglobulin und Virustatika zum Einsatz.

Möglichkeiten der homöopathischen Therapie

Durch die homöopathische Therapie erfährt der Patient eine wesentlich schnellere Abheilung der Erkrankung und ein Verschwinden des Juckreizes.

Homöopathische Behandlung

Bei der Repertorisation der Windpocken ergibt sich meistens nur ein Mittel: Sulfur.

- Windpocken: Hautausschläge – Windpocken (24 Mittel)

Bewertung

Von allen Mitteln zeigt sich Sulfur als das wirkungsvollste. Der Juckreiz verschwindet schnell und die Hautveränderungen heilen zügig ab. Sulfur, 3-wertig, kann gegeben werden als Einmalgabe C 1000 (2 Globuli).

Häufiges homöopathisches Arzneimittel

Sulfur. Elektive Beziehung zur Haut, wo es Hitze und Brennen mit Jucken hervorruft. Abneigung gegen Wasser. Trockene, harte Haut und Haare. Rote Körperöffnungen. Rezidivierende Beschwerden. Absonderungen und Ausdünstungen im Allgemeinen übel riechend. Kratzen verursacht Brennen. Hitze und Brennen in den Augen. Trockene Borken, leicht blutend. Lippen leuchtend rot. Schwach und kraftlos. Atembeschwerden. Möchte Fenster weit offen haben. Beklemmung wie von einer Last auf der Brust. Atemnot. Brennen in Sohlen und Händen nachts. Hitzewellen. Verschlechterung durch Kratzen und Waschen. Haut trocken, schuppig, ungesund. Pickeliger Ausschlag. Verschlechterung durch Bettwärme.

Ergänzende Maßnahmen

Bewährt hat sich ergänzend eine Lotion mit Macrogollaurylether, Zinkoxyd und Talkum bei starkem Juckreiz.

30 Verruca seborrhoica

Einleitung

Synonym: Verruca seborrhoica senilis, seborrhoische Alterswarze, seborrhoische Warze.

Die Verruca seborrhoica (▶ **Abb. 30.1a**, ▶ **Abb. 30.1b**) ist ein gutartiger, durch Hyperkeratose und zumeist Hyperpigmentierung gekennzeichneter, epidermaler Tumor, der im höheren Lebensalter bei beiden Geschlechtern sehr häufig vorkommt. Synonym werden die Bezeichnungen seborrhoische Keratose, seborrhoische Warze oder Alterswarze verwendet.

Medizinische Diagnostik

Die Verruca seborrhoica kann in unterschiedlichen Erscheinungsformen auftreten. Zumeist findet man den flachen Typ. Dieser tritt vorwiegend am Rumpf auf, kommt aber auch an den Dorsalseiten von Händen und Unterarmen vor. Zunächst erscheint eine kleine, scharf abgegrenzte,

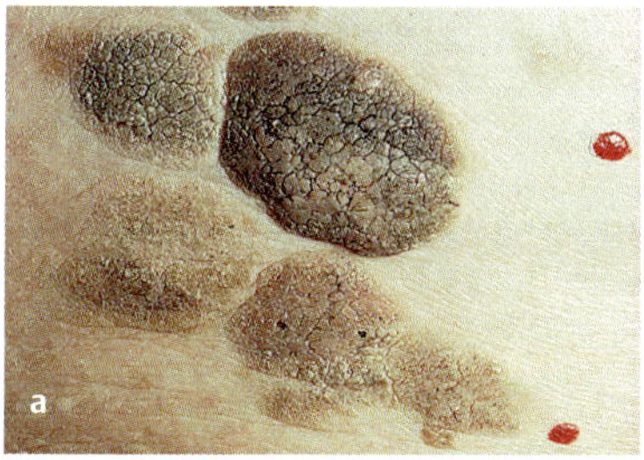

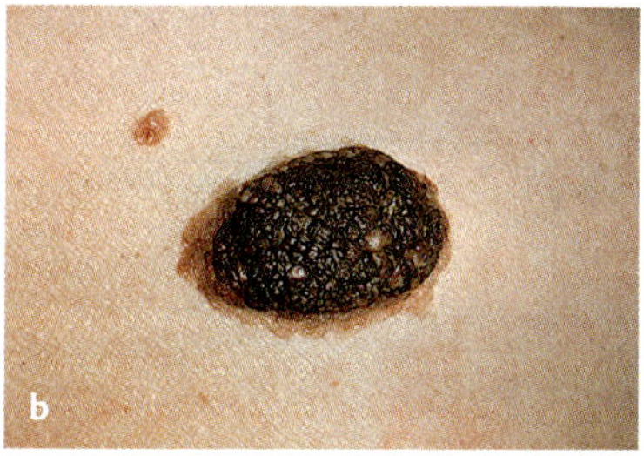

▶ **Abb. 30.1 a, b** Seborrhoische Warzen (Moll 2010).

ganz flache, nur leicht gefärbte Hautveränderung mit matter Oberfläche. Diese wird mit der Zeit größer, nimmt an Pigmentierung zu und verändert sich zu einer bräunlichen, warzenartigen Erscheinung. Die Anzahl der Verrucae seborrhoicae kann von einigen wenigen bis zu einer hohen Zahl schwanken. Nach mechanischer Reizung (Kratzen) entsteht eine irritierte Verruca seborrhoica in Form einer schmerzhaften, geröteten, schuppenden Plaque.

Bei dem akanthotischen Typ findet man dunkler pigmentierte, halbkugelige Tumoren mit glatter Oberfläche und Hornperlen.

Beim Verruca-plana-artigen Typ findet man an Handrücken und Unterarmen sehr flache, stark pigmentierte Veränderungen mit matter Oberfläche und ohne Einblutung in die Hornschicht.

Die gestielte Form findet man im Bereich der Körperfalten und im periorbikulären Bereich.

Bei der Stukkokeratose handelt es sich um weißlich gelbe, matte, flache Hautveränderungen, die vor allem bei älteren Männern im Bereich der Fußrücken und Unterschenkel bzw. der Handrücken und Unterarme auftreten.

Diagnosestellung

Die Diagnose wird über eine histologische Untersuchung gesichert.

Differenzialdiagnose

Als Differenzialdiagnose kommen Verrucae vulgares, Basaliom, Melanom und Lentigo maligna infrage.

Konventionelle Therapie

Die Verrucae werden mittels Kürettage (in Lokalanästhesie), Kryochirurgie oder Laser entfernt. Auch Fruchtsäurepeeling kommt bei kleineren Exemplaren infrage.

Möglichkeiten der homöopathischen Therapie

Da die Verrucae seborrhoicae zumeist in größerer Anzahl auftreten und die meist weiblichen Patienten einen hohen Leidensdruck empfinden, ist die rein homöopathische Behandlung fast nicht zumutbar. Es müsste hier mit sehr langwierigen Therapien gerechnet werden. Nichtsdestotrotz lohnt sich die Kombination mit der schulmedizinischen operativen Entfernung.

Homöopathische Behandlung

Die überwiegende Anzahl der in der Praxis gesehenen und therapierten Verrucae seborrhoicae befindet sich im Rumpfbereich. Die Hautveränderungen scheinen Regionen mit starker Schweißbildung, wie z. B. submammär, zu bevorzugen. Bei genauerer Beobachtung kann man feststellen, dass in den allermeisten Fällen – vorrangig bei Frauen – die „Alterswarzen" direkt in der Sternalregion zuerst auftreten und sich dort in den submammären Bereich ausbreiten. Die Repertorisation bezieht sich daher auf diese Region.

- Verrucae seborrhoicae der Sternalregion: Brust – Haut – Warzen auf dem Brustbein (1 Mittel)

Bewertung

Das am häufigsten gegebene Mittel bei der Behandlung der Verrucae seborrhoicae der **Sternalregion** ist Nitricum acidum, 1-wertig, gegeben als C 200 (2 Globuli).

Häufiges homöopathisches Arzneimittel

Nitricum acidum. Affinität für Körperöffnungen und Haut-Schleimhaut-Grenzen. Schmerzen wie von Splittern und stechend. An der Haut Warzen, groß und rissig, die beim Waschen bluten. Überschießende Granulationen.

Ergänzende Maßnahmen

Eincremen vermeiden. Die operative Entfernung sollte meines Erachtens sofort parallel durchgeführt werden.

31 Verrucae planae juveniles

Einleitung

Synonym: plane Warzen.

Bei den Verrucae planae juveniles handelt es sich um Warzen, die durch die humanen Papillomviren (HPV) der Subtypen 3, 10 oder 28 und nur selten durch die Subtypen 2, 26 – 29 oder 41 verursacht werden und vorwiegend im Gesicht (▸ **Abb. 31.1**) und an den Händen bei Kindern und Jugendlichen auftreten.

Medizinische Diagnostik

Die 1 – 2 mm großen, hautfarbenen oder durchscheinenden Papeln treten bei Kindern und Jugendlichen im Bereich der Hände und des Gesichts auf. Sie werden sehr leicht durch Kratzen auf der Haut des Patienten weiterverbreitet. Treten die planen Warzen bei Erwachsenen auf, sollte man auslösend an einen Immundefekt oder eine Krebserkrankung denken. Dies erfordert eine genaue Abklärung durch Histologie, HPV-Typisierung und eine Immundiagnostik. In solchen Fällen ist entsprechend die homöopatische Therapie nur als begleitende Therapie zu empfehlen.

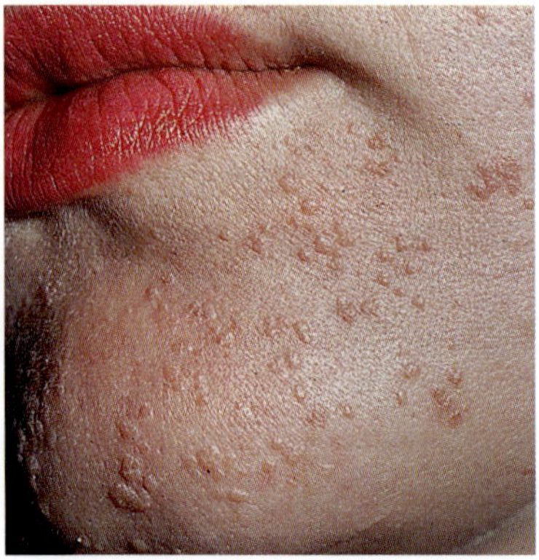

▸ **Abb. 31.1** Verrucae planae juvenilis: dichte Aussaat am Kinn eines Mädchens (Moll 2010).

Konventionelle Therapie

Lokal wird mit Vitamin-A-Säure und eventuell mit Kryotherapie oder Lasertherapie behandelt. Auch die lokale Immuntherapie mit Imiquimod kommt infrage.

Möglichkeiten der homöopathischen Therapie

Verrucae planae juveniles sind wie alle Warzen sehr gut homöopathisch therapierbar. Sie unterscheiden sich durch ihr flaches Aussehen von anderen Warzen.

Homöopathische Behandlung

Da Verrucae planae juveniles vorrangig im Bereich der Handrücken vorkommen, bezieht sich die Repertorisation auf diese Region:

- Extremitäten - Haut - Warzen - Hand - flache (5 Mittel)

Bewertung

Das vorrangig gegebene Mittel für Verrucae planae juveniles der **Handrücken** ist Sepia, 2-wertig, gegeben als C 1000 (2 Globuli)

Häufiges homöopathisches Arzneimittel

Sepia succus. Gleichgültigkeit gegen die Familie. Ruhelosigkeit in allen Gliedern. Jucken, nicht erleichtert durch Kratzen. Grindartiger Ausschlag jeden Frühling. Herpesartiger Ausschlag. Chloasma. Lentigo bei jungen Frauen. Ichthyosis.

Ergänzende Maßnahmen

Die zusätzliche operative Entfernung wird wegen der Ansteckungsgefahr angeraten.

32 Verrucae plantares

Einleitung

Synonym: Plantarwarzen, Dornwarzen.

Bei Verrucae plantares, auch Plantarwarzen oder Dornwarzen genannt, handelt es sich um Warzen, die durch humane Papillomviren der Subtypen HPV 1, 2, 4, 60 oder 63 im Bereich der Fußsohle hervorgerufen werden (▶ **Abb. 32.1a**, ▶ **Abb. 32.1b**).

Medizinische Diagnostik

Besonders an den druckbelasteten Bereichen der Fußsohlen finden sich unscharf begrenzte, druckschmerzhafte, hyperkeratotische Papeln. Die Warzen können sich ausbreiten und dabei „beetartig konfluieren". Im Bereich der Hornschicht finden sich punktförmige Einblutungen. Die Papillarleiste geht verloren.

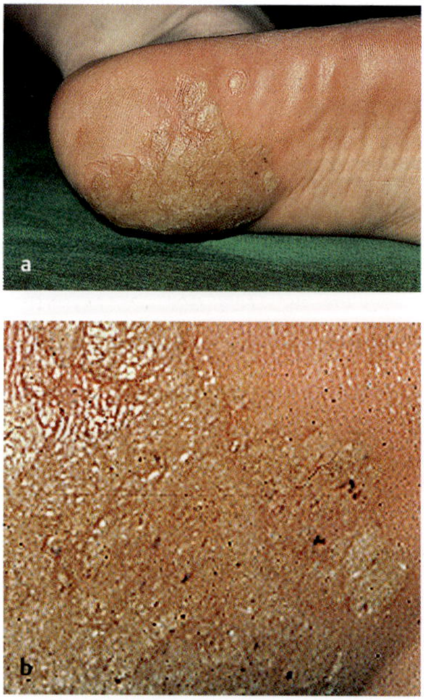

▶ **Abb. 32.1 a, b** Plantarwarzen (Moll 2010).
a Plantarwarzen in beetartiger Ausdehnung an der Ferse (Mosaikwarzen).
b Detailbild.

Diagnosestellung

Die Diagnose wird per Blickdiagnose, ggf. mit dem Dermatoskop gestellt.

Differenzialdiagnose

Als Differenzialdiagnose kommt der Klavus (Hühnerauge) in Betracht.

Konventionelle Therapie

Im Allgemeinen werden zunächst Salizylsäurepflaster mit Warzenlack kombiniert angewendet. Weiterhin werde Kryotherapie, Entfernung mit dem scharfen Löffel und Laserabtragung durchgeführt. In hartnäckigen Fällen kommt auch Imiquimod äußerlich zur Anwendung. Neuerdings wird auch die photodynamische Therapie angewendet.

Möglichkeiten der homöopathischen Therapie

Die homöopathische Behandlung bei Verrucae plantares empfehle ich ausdrücklich. Zusätzlich sollten die Verhornungen der Sohlen schulmedizinisch in irgendeiner Form abgetragen werden. Es empfiehlt sich also immer eine kombinierte Therapie.

Homöopathische Behandlung

- Extremitäten – Haut – Warzen (20 Mittel)

Bewertung

Die beiden häufigsten Mittel zur Behandlung der plantaren Warzen sind Causticum, 2-wertig, und Sepia, 3-wertig. Trotz der höheren Wertigkeit von Sepia ist Causticum bei Weitem das am häufigsten gegebene Mittel. Die Dosierung C 1000 (2 Globuli) hat sich bewährt. Auch bei Sepia ist die bevorzugte Dosierung C 1000 (2 Globuli).

Häufige homöopathische Arzneimittel

Causticum Hahnemanni. Warzen der Nase. Warzen der Haut; groß, zackig, leicht blutend, v. a. an den Fingerspitzen.

Sepia succus. Ruhelosigkeit in allen Gliedern. Fußschweiß mit unerträglichem Geruch. Lentigo bei jungen Frauen. Herpes- und grindartiger Ausschlag.

Ergänzende Maßnahmen

Heiße Fußbäder abends zur Durchblutungssteigerung haben sich bestens bewährt.

33 Verrucae vulgares

Einleitung

Synonym: vulgäre Warzen.

Bei Verrucae vulgares (▸ **Abb. 33.1a**, ▸ **Abb. 33.1b**) handelt es sich um Warzen der Haut, die durch humane Papillomviren der Subtypen 1, 2, 3, 4, 7 und 54 ausgelöst werden.

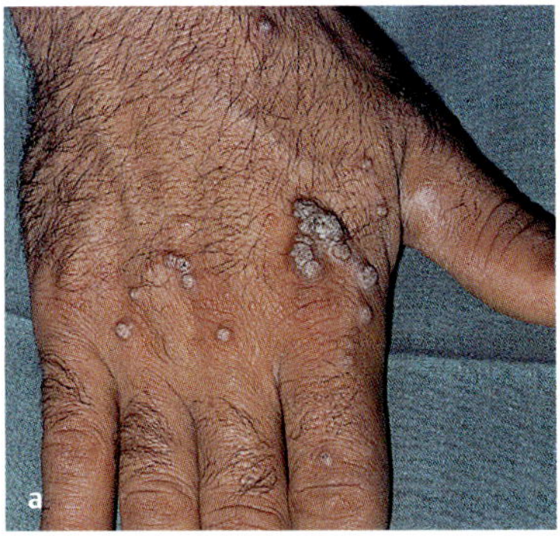

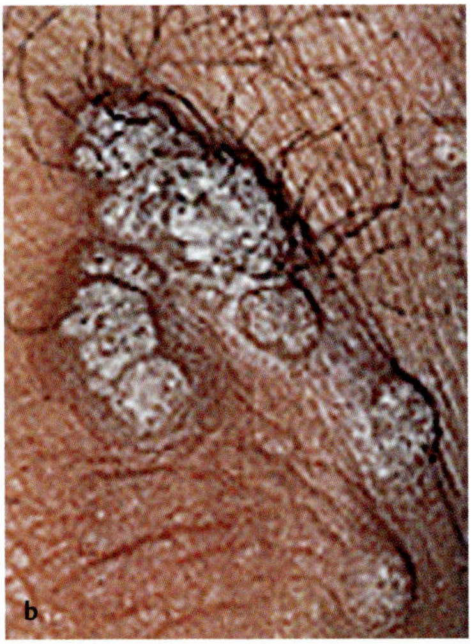

▸ **Abb. 33.1 a, b** Verrucae vulgares (Moll 2010).

a Multiple Warzen an einer Hand mit streifiger Aufreihung am Handrücken (Köbner-Phänomen).

b Detailbild.

Medizinische Diagnostik

Die Warzen finden sich meist im Bereich der Hände, der Finger und der Füße, gelegentlich auch an der Nasenspitze. Sie sind gekennzeichnet durch eine hyperkeratotische Struktur. Es handelt sich um typische Tumoren, die sowohl weitgehend im Hautniveau verbleiben als auch deutlich darüber hinauswachsen können.In der Warze finden sich eine punkt- oder streifenförmige Einblutung und eine Unterbrechung der Papillarleiste.

Diagnosestellung

Die Diagnose erfolgt per Blickdiagnose, gegebenenfall unter Zuhilfename des Dermatoskops. Auch die Histologie oder der HPV-Nachweis sind möglich, in der Regel aber nicht erforderlich.

Differenzialdiagnose

Als Differenzialdiagnose ist vor allem der Klavus (Hühnerauge) in Betracht zu ziehen.

Konventionelle Therapie

Zur Behandlung kommen die chirurgische Abtragung mit dem scharfen Löffel, die Abtragung mittels Laser oder die Kryotherapie infrage. Bei multiplen Warzen ist auch die tägliche Anwendung eines virustatikahaltigen Lackes möglich. Bei hartnäckigen Warzen wird nach Abtragung der Hyperkeratosen äußerlich Imiquimod aufgetragen.

Möglichkeiten der homöopathischen Therapie

Auch bei den häufigsten Warzen, den vulgären Warzen, ist die homöopathische Therapie eine dankbare Behandlung. Sie sollte in Kombination mit externer schulmedizinischer Therapie, d. h. Abtragen der abgestorbenen Hornhaut, erfolgen. So zeigt sich einfach schneller der Erfolg der Abheilung. Bei Nichtabtragen der Hornhaut kann es sein, dass die Viren bereits nicht mehr vorhanden sind, die Hornhaut aber nach wie vor unangenehme Druckstellen verursacht.

Homöopathische Behandlung

Die Repertorisation bezieht sich auf die in der Praxis am häufigsten vorkommenden Lokalisationen, die Finger, die Füße und die Nasenspitze. Eine weitere auffällige Lokalisation sind subunguale Warzen. Diese sind gut zu repertorisieren:

- Verrucae vulgares der Finger: Extremitäten – Haut – Warzen – Finger (23 Mittel)
- Verrucae vulgares subungual: Extremitäten – Haut – Warzen – Finger – Nägeln, nahe den (3 Mittel)
- Verrucae vulgares der Füße: Extremitäten – Haut – Warzen – Füße (20 Mittel)
- Verrucae vulgares der Nasenspitze: Nase – äußere Nase – Warzen (3 Mittel)

Bewertung

Im Bereich der **Finger** ist Thuja, 2-wertig, bei Warzen das vorrangig gegebene Mittel.

Bei Warzen nahe den **Nägeln** ist Fluoricum acidum, 1-wertig, das am häufigsten vorkommende Mittel. Die bevorzugste Dosierung ist C 1000 (2 Globuli).

Die Rubrik „Warzen der Füße“ existiert erstaunlicherweise im Kent-Repertorium nicht. Man kann die bevorzugten Mittel unter der Rubrik „Warzen – Arme“ finden. Für die vulgären Warzen der **Füße** ist Thuja, 1-wertig, gegeben als C 1000 (2 Globuli), das häufigste Mittel.

Auch im Bereich der **Nase** ist Thuja, 3-wertig, das Mittel der Wahl. Die Dosierung wäre C 1000 (2 Globuli).

Häufige homöopathische Arzneimittel

Fluoricum acidum. Syphilitische Warzen. Jucken. Wassersucht der Glieder. Aufgeschwemmtes Gewebe.

Thuja occidentalis. Böse Impffolgen. Polypen. Warzen. Wucherungen. Knötchen. Epitheliome.

Ergänzende Maßnahmen

Heiße Hand- und Fußbäder abends haben sich zum Anregen der Durchblutung und damit zur Heilung bestens bewährt.

34 Vitiligo

Einleitung

Synonym: Weißfleckenkrankheit.

Bei der Vitiligo (▸ **Abb. 34.1**) handelt es sich um eine krankhafte Depigmentierung der Haut durch Zerstörung der Melanozyten, die zu charakteristischen weißen Flecken führt. Die Prävalenz wird mit 1 – 2 % angegeben, wobei dunklere Hauttypen häufiger betroffen sind. Bei den Erkrankten findet man eine gleichmäßige Verteilung auf die Geschlechter. Bei ca. 30 – 40 % der Betroffenen findet sich eine positive Familienanamnese.

Medizinische Diagnostik

Bei der Vitiligo unterscheidet man nach der Anzahl der Vitiligoherde im Wesentlichen eine lokalisierte und eine generalisierte Form sowie eine universelle Vitiligo. Bei der lokalisierten Form finden sich nur wenige Herde in einer bestimmten Region. Der sog. akrofaziale Typ mit Beteiligung periorbital, perioral, der distalen Extremitäten und der Genitoanalregion ist die häufigste Verteilung. Bei der generalisierten Form finden sich depigmentierte Areale verteilt über den Körper. Bei der

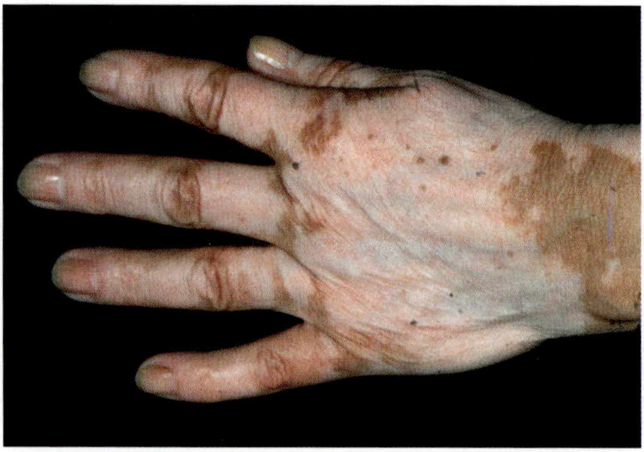

▸ **Abb. 34.1** Vitiligo (Moll 2010).

universellen Vitiligo ist nahezu der ganze Körper betroffen. Das Erscheinungsbild ähnelt hierbei dem Albinismus.

Die Vitiligo beginnt meistens bei Personen zwischen dem 30. und dem 40. Lebensjahr, die Vitiligo tritt jedoch bereits auch schon bei Kindern auf.

Als Auslöser der Vitiligo werden von den Patienten immer wieder schwerer Sonnenbrand oder auch starke emotionale Stresssituationen angegeben.

Die Melanozyten stellen bei Erkrankung zunächst die Melanogenese ein. Später folgt die völlige Zerstörung der Melanozyten.

Verlauf. Zunächst treten einige kleinere bis eurostückgroße Flecken mit scharf begrenztem, oft hyperpigmentiertem Rand auf. Diese Herde nehmen an Zahl zu und können dann miteinander verschmelzen. In den betroffenen Arealen können auch die Haare betroffen sein, sodass am Kopf Bezirke mit weißen Haaren auffallen können.

> Der Verlauf der Erkrankung ist unterschiedlich, in der Regel jedoch progredient. Spontanheilungen gelten als selten. Besonders in den Sommermonaten findet man teilweise Rückbildungen.

Diagnosestellung

Die Diagnostik erfolgt als Blickdiagnose. Unter Wood-Licht können auch initiale Herde leicht erkannt werden.

Differenzialdiagnose

Als Differenzialdiagnose kommen Lichen sclerosus et atrophicus oder zirkumskripte Sklerodermie infrage. Weiterhin kann an eine Pityriasis versicolor oder an ein Leukoderm nach anderen Dermatosen (insbesondere Syphilis) gedacht werden. Eine histologische Untersuchung kann die Diagnose sichern.

In Assoziation zur Vitiligo findet man häufig Schilddrüsenstörungen (bis 30%), eine perniziöse Anämie (bis zu 8%), aber auch andere Endokrinopathien. Als Ursache hierfür werden Autoantikörper angegeben. Von Bedeutung ist ferner eine Häufung von malignen Melanomen.

Konventionelle Therapie

Die Therapie der Vitiligo besteht aus systemischer und topischer PUVA-Therapie oder Kortisonbehandlung. Dabei sind die Nebenwirkungen zu berücksichtigen, insbesondere da der Erfolg im Sinne einer Repigmentierung sehr unsicher ist. Daneben kann durch Betacarotin innerlich bzw. Camouflage mit speziellen Make-ups eine Färbung der Haut erreicht werden. Lichtschutzmittel verringern den Unterschied zwischen pigmentierten und depigmentierten Arealen und sind zum Schutz der Haut erforderlich.

In Fällen von generalisierter oder universeller Vitiligo kommt bei psychischer Belastung die irreversible chemische Depigmetierung der noch vorhandenen normalen Haut infrage. Daneben muss auf mögliche assoziierte Erkrankungen hin untersucht werden, die ggf. ebenfalls zu therapieren sind.

Möglichkeiten der homöopathischen Therapie

Bei der Vitiligo ist ein Ansprechen auf die homöopathische Therapie abhängig von der Dauer der Krankheitsmanifestation. Je länger die Vitiligo besteht, desto schlechter sind die Heilungsaussichten. Bei einem Bestehen von weniger als 3 Jahren sind die Therapieaussichten relativ gut. Entscheidend ist das Auffinden der auslösenden Faktoren zur Entstehung der Erkrankung. Diese müssen bei der Repertorisation unbedingt miteinbezogen werden.

Homöopathische Behandlung

Zur Repertorisation sind die häufigsten Lokalisationen beim Vorkommen in der Praxis gewählt. Diese sind die Periorbitalregion, die Hände, die Füße, der Genitalbereich und die Analregion:

- Vitiligo des Gesichts: Gesicht – Farbe – weißer Fleck (3 Mittel)
- Vitiligo der Handrücken: Extremitäten – Farbe – Handrücken – weiße Flecke (4 Mittel)
- Vitiligo der Füße: Extremitäten – Farbe – Fuß – weiße Flecke (1 Mittel)
- Vitiligo des Skrotums: Männliche Genitalien – Haut – Flecke – Scrotum – weiße (2 Mittel)
- Vitiligo: Haut – Farbe – weiß (8 Mittel)

Bewertung

Das vorrangig gegebene Mittel der Vitiligo des **Gesichts** ist Mercurius, 1-wertig, gegeben als C 1000 (2 Globuli), weiterhin gelöst über 3 Wochen 1 Teelöffel vor dem Schlafen (vor jeder Gabe muss die Flasche jeweils 20-mal geklopft werden).

Zur Behandlung der **Hände** eignet sich Nitricum acidum, 1-wertig, gegeben als C 1000 (2 Globuli).

Im Bereich der **Füße** ist Apis, 1-wertig, gegeben als C 1000 (2 Globuli), das häufigste Mittel.

Zur Behandlung der Vitiligo der **männlichen Genitalien** eignet sich Thuja, 1-wertig, gegeben als C 1000 (2 Globuli). In der allgemeinen Rubrik „Haut – Farbe – weiß" fällt Sumbulus moschatus, 1-wertig, auf, an das bei der Behandlung gedacht werden muss. Auch hier erfolgt die Gabe in der Potenz C 1000 (2 Globuli).

Häufige homöopathische Arzneimittel

Mercurius solubilis. Betrifft jedes Organ, v. a. die Drüsen. Geschwüre um den Mund und den Hals. Haarausfall. Ausschläge und Ulzeration. Haut fast dauernd feucht. Reichlicher Schweiß ohne Erleichterung. Unregelmäßig geformte Geschwüre, unklare Ränder. Jucken. Gelblich braune Krusten.

Nitricum acidum. Warzen. Ulzera, zickzackartige Ränder. Überschießende Granulationen.

Apis mellifica. Schwellung. Rosige Farbe.

Ergänzende Maßnahmen

Während der Behandlung der Vitiligo ist zu beachten, dass die Patienten im Bereich der depigmentierten Herde äußerst lichtempfindlich sind. Daher muss an einen Lichtschutz (mindestens Faktor 50) gedacht werden.

35 Literatur

Boericke W. Homöopathische Mittel und ihre Wirkungen: Materia Medica und Repertorium. 5. Aufl. Leer: Verlag Grundlagen und Praxis; 1995

Braun-Falco O, Plewig G, Wolff HH et al. Dermatologie und Venerologie. 5. Aufl. Berlin: Springer; 2005

Kent JT. Kents Repertorium der homöopathischen Arzneimittel. Neu übs. und hrsg. von G. v. Keller und J. Künzli von Fimmelsberg. 14. Aufl. Heidelberg: Haug; 1998

Korting HC, Callies R, Reusch M et al. Dermatologische Qualitätssicherung: Leitlinien und Empfehlungen. 3. Aufl. München: Zuckschwerdt; 2003

Moll I. Dermatologie. Duale Reihe. 7. Aufl. Stuttgart: Thieme; 2010

Röcken M, Schaller M, Sattler E et al. Taschenatlas Dermatologie. Stuttgart: Thieme; 2010

Schlote T, Grüb M, Mielke J et al. Taschenatlas Augenheilkunde. Stuttgart: Thieme; 2004

Sterry W, Burgdorf W, Paus R. Checkliste Dermatologie. 6. Aufl. Stuttgart: Thieme; 2010

Sterry W. Kurzlehrbuch Dermatologie. Stuttgart: Thieme; 2011

36 Abbildungsverzeichnis

Abb. 2.1 a, b Röcken M, Schaller M, Sattler E, Burgdorf W. Taschenatlas Dermatologie. Stuttgart: Thieme; 2010: S. 139, Abb. A und B

Abb. 3.1 Moll I. Dermatologie. Duale Reihe. 7. Aufl. Stuttgart: Thieme; 2010: S. 430, Abb. C-18.2 b

Abb. 4.1 Moll I. Dermatologie. Duale Reihe. 7. Aufl. Stuttgart: Thieme; 2010: S. 307, Abb. C-7.4 b

Abb. 5.1 Moll I. Dermatologie. Duale Reihe. 7. Aufl. Stuttgart: Thieme; 2010: S. 469, Abb. C-22.9 a

Abb. 6.1 Moll I. Dermatologie. Duale Reihe. 7. Aufl. Stuttgart: Thieme; 2010: S. 174, Abb. C-2.5 c

Abb. 7.1 Moll I. Dermatologie. Duale Reihe. 7. Aufl. Stuttgart: Thieme; 2010: S. 304, Abb. C-7.2 f

Abb. 8.1 Moll I. Dermatologie. Duale Reihe. 7. Aufl. Stuttgart: Thieme; 2010: S. 231, Abb. C-5.28

Abb. 9.1 Moll I. Dermatologie. Duale Reihe. 7. Aufl. Stuttgart: Thieme; 2010: S. 201, Abb. C-4.3

Abb. 10.1 a, b Moll I. Dermatologie. Duale Reihe. 7. Aufl. Stuttgart: Thieme; 2010: S. 239, Abb. C-5.35 a, b

Abb. 11.1 Moll I. Dermatologie. Duale Reihe. 7. Aufl. Stuttgart: Thieme; 2010: S. 166, Abb. C-1.17 b

Abb. 12.1 Röcken M, Schaller M, Sattler E, Burgdorf W. Taschenatlas Dermatologie. Stuttgart: Thieme; 2010: S. 199, Abb. A Mitte

Abb. 13.1 Moll I. Dermatologie. Duale Reihe. 7. Aufl. Stuttgart: Thieme; 2010: S. 240, Abb. C-5.36

Abb. 14.1 Röcken M, Schaller M, Sattler E, Burgdorf W. Taschenatlas Dermatologie. Stuttgart: Thieme; 2010: S. 321, oben Mitte

Abb. 15.1 Moll I. Dermatologie. Duale Reihe. 7. Aufl. Stuttgart: Thieme; 2010: S. 220, Abb. C-5.16 a

Abb. 15.2 Moll I. Dermatologie. Duale Reihe. 7. Aufl. Stuttgart: Thieme; 2010: S. 221, Abb. C-5.17

Abb. 16.1 Schlote T, Grüb M, Mielke J, Rohrbach M. Taschenatlas Augenheilkunde. Stuttgart: Thieme; 2004: S. 27, Bild A

Abb. 17.1 Röcken M, Schaller M, Sattler E, Burgdorf W. Taschenatlas Dermatologie. Stuttgart: Thieme; 2010: S. 203, oben links

Abb. 18.1 Moll I. Dermatologie. Duale Reihe. 7. Aufl. Stuttgart: Thieme; 2010: S. 382, Abb. C-12.2 c

Abb. 19.1 Moll I. Dermatologie. Duale Reihe. 7. Aufl. Stuttgart: Thieme; 2010: S. 182, Abb. C-3.1 a
Abb. 20.1 a – c Moll I. Dermatologie. Duale Reihe. 7. Aufl. Stuttgart: Thieme; 2010: S. 318, Abb. C-7.15 a – c
Abb. 21.1 Moll I. Dermatologie. Duale Reihe. 7. Aufl. Stuttgart: Thieme; 2010: S. 215, Abb. C-5.11 a
Abb. 22.1 Moll I. Dermatologie. Duale Reihe. 7. Aufl. Stuttgart: Thieme; 2010: S. 367, Abb. C-11.1 b
Abb. 23.1 Moll I. Dermatologie. Duale Reihe. 7. Aufl. Stuttgart: Thieme; 2010: S. 433, Abb. C-18.5 b
Abb. 24.1 Röcken M, Schaller M, Sattler E, Burgdorf W. Taschenatlas Dermatologie. Stuttgart: Thieme; 2010: S. 195, oben rechts
Abb. 25.1 a, b Moll I. Dermatologie. Duale Reihe. 7. Aufl. Stuttgart: Thieme; 2010: S. 180, Abb. C-2.11 a, b
Abb. 26.1 Röcken M, Schaller M, Sattler E, Burgdorf W. Taschenatlas Dermatologie. Stuttgart: Thieme; 2010: S. 223, unten links
Abb. 27.1 Röcken M, Schaller M, Sattler E, Burgdorf W. Taschenatlas Dermatologie. Stuttgart: Thieme; 2010: S. 269, unten Mitte
Abb. 28.1 Moll I. Dermatologie. Duale Reihe. 7. Aufl. Stuttgart: Thieme; 2010: S. 149, Abb. C-1.5b
Abb. 29.1 Moll I. Dermatologie. Duale Reihe. 7. Aufl. Stuttgart: Thieme; 2010: S. 219, Abb. C-5.15
Abb. 30.1 a, b Moll I. Dermatologie. Duale Reihe. 7. Aufl. Stuttgart: Thieme; 2010: S. 288, Abb. C-6.1 a, b
Abb. 31.1 Moll I. Dermatologie. Duale Reihe. 7. Aufl. Stuttgart: Thieme; 2010: S. 229, Abb. C-5.25
Abb. 32.1 a, b Moll I. Dermatologie. Duale Reihe. 7. Aufl. Stuttgart: Thieme; 2010: S. 230, Abb. C-5.27 a, b
Abb. 33.1 a, b Moll I. Dermatologie. Duale Reihe. 7. Aufl. Stuttgart: Thieme; 2010: S. 230, Abb. C-5.26 a, b
Abb. 34.1 Moll I. Dermatologie. Duale Reihe. 7. Aufl. Stuttgart: Thieme; 2010: S. 482, Abb. C-23.5 c

37 Sachverzeichnis

D

E

F

G

H

M

N

O

W

Z